의사의 인문학

의사의 인문학

초판 1쇄 인쇄 2022년 5월 08일
초판 1쇄 발행 2022년 5월 16일

지은이 안태환

펴낸이 이상순 **주간** 서인찬 **영업 지원** 권은희 **제작이사** 이상광

펴낸곳 (주)도서출판 아름다운사람들
주소 (10881) 경기도 파주시 회동길 103
대표전화 (031) 8074-0082 **팩스** (031) 955-1083
이메일 books777@naver.com **홈페이지** www.book114.kr

생각의길은 (주)도서출판 아름다운사람들의 인문 교양 브랜드입니다.

ISBN 978-89-6513- 769-6 (03510)

이 도서의 국립중앙도서관 출판예정도서목록(CIP)은 서지정보유통지원시스템 홈페이지(http://seoji.nl.go.kr)와
국가자료종합목록시스템(http://www.nl.go.kr/kolisnet)에서 이용하실 수 있습니다. (CIP제어번호 : CIP2019009352)

파본은 구입하신 서점에서 교환해 드립니다.

의사의 인문학

안태환 지음

고백하건대 작가로서 정체성이나 자의식이 크지 않다. 본업
이 아니기도 하려니와 기회가 주어진 상황에서 할 이야기를
하는 정도이지 전업으로 글을 쓰는 분들과 나의 글을 비교하
는 건 한없이 부끄럽고 미안한 일일 수 있다. 의료현장에서 만
나는 환자들과 주어진 진료 시간은 늘 부족하다. 그로 인한 공
감의 부재에 늘 아쉬움을 가지고 있다. 의사로서 글을 쓰는 이
유이다.

누군가는 쓰고 누군가는 읽는다. 때로는 작가가 아닌 독자
의 입장에서 되도록 쉽게 쓰는 게 미덕이라 생각한다. 쉽게 쓸
수 있는데 군이 어려운 문장과 불필요한 의학용어를 남발하
고 그걸 마치 세련된 글인 양 여기는 건 언어유희이다. 하지만
어쩔 도리 없는 난해함은 의학 분야에 늘 존재한다. 의료서비

스에 대한 그간의 획일적 입장에서 보편적 서비스로서의 환자 친화적 사고 틀로 변환되는 과정의 선택적 언어일 것이다. 이 책을 대하는 독자들께서 널리 혜량해 주시길 바란다. 그렇다고 의사의 인문학이 마치 별스러운 대접을 기대하는 것은 아니다. 직업으로서의 의사의 시선 정도로 이해해주시면 참으로 고맙겠다.

사람 사는 세상 대개가 그렇듯 글을 세상에 드러낸다는 것은 발가벗겨진 일일 수 있다. 할 수 있는 일들과 할 수 없는 일들을 구분 못 하는 우매한 처신이라고 비난받을 수도 있겠다. 정해진 날짜에 주어진 원고를 보내야 하는 일상의 수고스러움이 수반되는 글쓰기는 그래서 매우 조심스럽고 진중한 태도를 견지하지 않을 수 없다. 그러나 고귀한 생명을 다루는 의사는 늘 비장하고 때론 그 비장함을 기꺼이 감내할 수 있는 내공으로 환자를 면밀하게 대면해야 한다. 그러하기에 직업적 긴장감에서 글쓰기도 하등 다를 게 없다는 위로를 스스로 해본다. 이 책에 실린 모든 글이 그러하다.

몇 해 전 언론에 기고한 글들을 주섬주섬 모아 낸 책이 그다지 많이 선택받지는 못했다. 때론 열정으로 때로는 의무감으로 써 내려간 글들의 소멸은 부덕한 성찰의 한계이다. 그러나 인문학이 부박한 풍토에서 시장 친화적이지 않을 인문학 출간도 사회공헌이라 여기기로 했다. 용기백배하게 말이다. 몹쓸 코로나19로 인해 소소한 일상이 파괴된 오늘의 한국사회에서 의사로서의 단상들을 정리할 기회도 필요했다. 여전히 현재 진행형인 팬데믹의 시대에 의사의 언어로서 아직 하고픈 말들이 많아서이다. 공감하고픈 이야기들이 많아서이다. 더불어 의료현장의 최전선에서 의사라는 책무를 수행하며 쓴 현장감 있는 글이라는 세간의 낯간지러운 평가도 두 번째의 용기를 붇돋아 주었다. 본디 가까운 이들은 처신의 객관화를 저해하지만, 이 또한 어쩌랴. 그들도 내게 소중한 독자인 것을.

공감은 산화되고 주장은 득세하는 세상살이 속에서도 의사의 반듯함을 지탱해준 많은 이들에게 과분한 사랑을 받았다. 두터운 관계는 사람에 대한 희망뿐이다. 슬픔도 없는 슬픔의 세상에서 해야 할 말 보다 들어야 할 말들이 많다. 그 유효한 소통의 수단이 글쓰기라는 믿음은 여전하다. 설익은 이 글들이 씨줄과 날줄이 되어 사람과 사람을 이어주길 기대해본다.

　책이 나오기까지 열정과 배려로 고된 수고를 아끼지 않은 출판사 '생각의 길' 이상순 대표에게 미더운 감사의 인사를 전한다. 뉘엿뉘엿 지고 있는 서산의 해처럼 나이 듦의 고행을 살갑게 지탱하고 함께 손잡아주는 소중한 가족에게도 더 애틋한 태도로 응시하겠다는 마음을 전한다. 돌아오지 못할 먼 길을 애절하게 떠난 나의 사랑하는 아버지에게도 이 책을 헌정한다. 더 깊고 낮은 자세로 오늘을 바라보고 내일을 위해 읽고, 쓰는 온전한 일상에 정진하겠다.

2022년 봄날

안태환

차례

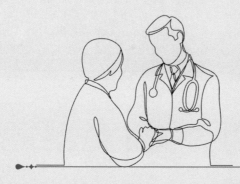

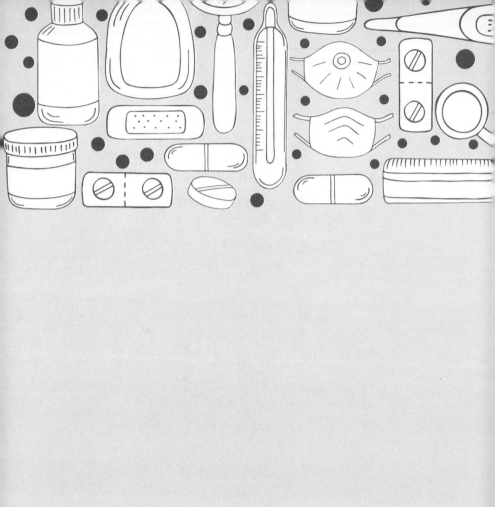
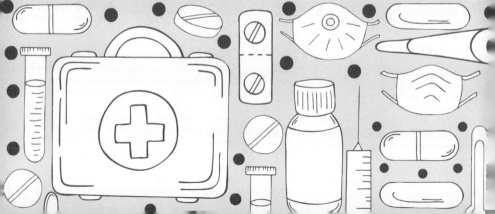

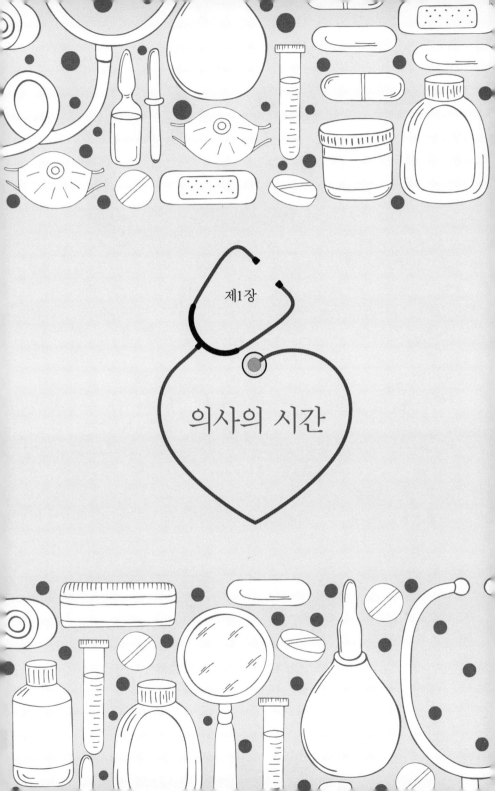

제1장

의사의 시간

의사가 서 있는 곳

많은 이들은 건강을 상실하고 나서야 비로소 삶의 유한함을 절실히 목도한다. 그 후 인생에 대한 끈덕진 애착은 당연지사이다. 일생토록 아무것도 하고 싶은 게 없다가 그제야 하고 싶은 게 생겨나기도 한다. 평소 동경했지만 쉽사리 결행하기 힘들었던 버킷리스트를 정성스레 만들어 보기도 한다. 건강이 주는 삶의 성찰이다. 한 치 앞을 내다보지 못하는 우리 인간에게 건강은 늘 각성의 마중물이 된다.

오늘 나를 행복하게 하는 것들은 어쩌면 타인이 보기에 하찮은 것들일 수도 있다. 아이의 성장을 곁에서 지켜볼 수 있고 맛있는 음식을 가족과 함께 먹고 좋아하는 가수의 음악을 한

가로이 들을 수 있으며 사랑하는 이들이 아프지 않고 부단히 살아가는 모습은 행복의 크기가 결코 작은 것이 아니다. 행복은 지극히 평범하다. 그러나 누구나가 누릴 수 있는 것이 행복도 아니다.

극심한 통증으로 내게 찾아오는 어떤 환자는 "선생님 왜 제 삶은 고요하지 않을까요?"라며 탄식한다. 또 어떤 환자는 참기 힘든 통증 앞에서 일말의 응석도 없고 그렇다고 무언가를 호소하지도 않는다. 나는 그럴 때마다 어떤 미더운 위로를 해줘야 하는지 딱히 고민하지는 않는다. 진정으로 의사와 환자와의 굳은 결속은 해답을 주며 대화가 끊기지 않는 사이가 아닌 침묵이 불편하지 않은 사이임을 믿기에 침묵을 마냥 지켜주기도 한다. 마냥 불필요한 것은 아니지만 의례적 위로는 상대에게 기만으로 보이기도 하기에 하지 않는 편이 더 낫다고 생각하기 때문이다.

삶에 대한 기대는 거의 희미해져 희망은 자취를 감춘 듯이 보이는 환자도 있다. 아름다워지려 결심한 코 수술의 후유증으로 병원을 돌고 돌아 내게 온 환자는 끊임없는 절망과 슬픔의 변주 속에서 사람들과의 대면조차 버거워했다. 혼자 외롭게 웅크리고 있었을 환자에게 보통 그런 경우는 다소 건조한 의학적 조언에 더해 "잘 치료하면 분명히 나아집니다. 환자분은 여전히 아름답습니다."라는 말을 살포시 건네 본다. 본디 말이란 존재하는 것이 아니라 본디 기억되는 것이기에 그렇다. 절망 속에서는 더더욱 그렇다. 절망도 없는 절망의 시간과 슬픔도 없는 슬픔의 시간은 오롯이 자신의 의지로 이겨내야 희망의 힘이 커진다고 믿기 때문이다. 그래야 치료 효과도 좋다. 나아질 것이라는 희망은 그럴 때 절망을 밀어낸다.

환자로부터 희망을 놓아 버린 절망적 한탄을 유난히 많이 듣는 날이 있다. 그럴 때면 나는 종종 많이 아프다. 촛불도 꺼져가는 어둠 속에서 희미하게 스스로를 불태우고 있는 환자의 희망 앞에 의사로서 내가 해줄 수 있는 것은 시나브로 인간의 체온이 담긴 따스한 손잡음과 최선의 노력을 다하겠다는 결기뿐이다. 그런 날은 꿈조차 잠이 들 만큼 온몸의 기력은 쇠진된 채 잠이 든다.

그랬다. 희망은 기력이었다.

여성학자 정희진의 말을 빌리자면 "절망은, 말 그대로 모든 바람을 끊어내는 일. 생각보다 그리 나쁘지 않다. 바람을 멈출 때, 고민이 시작된다."라며 "절망은 사유의 광맥이다."라고 했다. 의사로서 늘 마음에 새긴 두 가지가 있다. 소중한 생명을 다루며 어떤 상황에서도 환자에 대한 희망과 용기를 지키며 사는 것은 쉽지 않지만 의술을 안다는 것은 의사라는 존재가 어디에 서 있어야 하는지를 끊임없이 확인하는 일이기에 피할 수도 없다. 그렇기에 절망을 지닌 채 찾아온 환자의 치료 앞에 용기를 갖겠다는 것과 실천으로 환자에 대한 존경을 증명하는 삶을 살아야 한다고 말이다. 희망과 절망 사이에 의사는 서 있기 때문이다.

- 이뉴스투데이. 2020. 09. 28

마음 면역력

    의학의 아버지로 평가받는 히포크라테스의 의학적 성과를 집대성한 로마의 탁월한 의사 갈레노스는 콜로세움에서 검투사들의 상처를 돌봐주며 '상처는 신체의 창'이란 유명한 말을 남겼다. 그의 말은 오늘날의 현대 의학에서도 유효하다.

    인간은 상처를 치유하고 손상된 조직을 재생하는 능력을 갖춘 포유류이다. 몸에 상처가 나면 인체는 신비하게도 곧장 치료에 돌입한다. 혈소판은 상처 주위에 있는 조직에 달라붙어 피를 응고시키고 손상된 혈관 부위를 방어한다. 흔하게 발생하는 염증도 반전 매력이 있다. 유해한 세균으로부터의 2차 감염을 방지한다. 경이롭다. 흔히들 상처가 아물면서 딱지라 불리는 현상도 알고 보면 손상된 조직을 대체하여 상처를 아물게 하고 손상된 혈관을 보수한 긍정적 결과이다. 대게 아물지 않는 상처는 이러한 면역기능과 치유기능이 저하된 이유일 것이다.

사전적 의미로서 면역력은 외부로부터 유입된 병원균에 저항하는 힘이다. 인체의 건강을 유지한다는 측면에서 면역력은 커다란 역할을 한다. 작은 질환인 감기에서부터 큰 질병인 암에 이르기까지 면역력이 깨지면서 발병하는 질환이라 해도 과언이 아니다. 호흡기 질환도 대부분 평소 코와 입의 건강한 일상 수칙을 지켜낸다면 면역력 저하 없이 매우 긍정적인 치료 효과를 기대할 수 있다.

갈레노스의 '상처는 신체의 창'은 의학적 명언이지만 아쉽게도 표면적 상처에 국한된다. 변동성이 큰 현대인들의 삶에 있어 마음의 상처는 발견하기도 치료받기도 용이치 않다. 영국 버밍엄대 재닛 로드 교수는 1년의 기간 동안 사랑하는 이들을 잃거나 깊은 슬픔을 겪은 이들을 대상으로 혈액검사를 실시했다. 그 결과가 마음의 상처로 인한 스트레스와 우울증 등이 폐렴 같은 박테리아 감염과 싸우는 백혈구의 일종인 호중구(neutrophil)의 항박테리아 활동을 방해한다는 사실을 밝혀

냈다. 스트레스 호르몬인 코르티솔의 혈중수치가 크게 높다는 사실도 규명하였다. 만병의 근원이 된다.

일상을 살다 보면 타인이 주는 마음의 상처는 다반사이다. 어설픈 위로는 오히려 2차 가해가 되기도 한다. 이럴 때 자기 치유의 면역력을 가진 이들은 버틸 수 있지만, 대개의 사람에게는 쉽지 않은 일이다. 제아무리 타인의 시선과 평판으로부터 자유롭고 싶으나 그게 어디 쉬운 일이던가.

외부로부터 얻어진 마음의 상처에도 굴하지 않는 스스로의 면역력은 흉터를 두려워하지 않는 태도에서 나온다. 내면의 힘이 단단해지면 마음의 상처에 옹골진 딱지가 내려앉는다. 치료의 시작은 의사와 환자의 교감이라는 지혜는 틀림없다. 그러하기에 환자의 마음 상태를 살펴보는 것이 치료 전 매우 중요하다.

지금은 고인이 된 로빈 윌리엄스 주연의 실화 영화 '패치 아담스'는 마음의 면역력이 그 얼마나 위대한 것인지를 보여준다. 권위를 벗어던지고 광대 복장으로 환자를 즐겁게 해주고 희망을 주는 의사, 헌터 아담스에게 환자들은 큰 힘을 얻고 회복되어 가는 눈물겨운 과정을 그려낸다.

영화 속 한 장면, 의대생들이 교수와 같이 병원을 돌며 환자들을 진찰한다. 이윽고 병실이 아닌 복도에 놓인 간이침대에 누워있는 여성 환자 앞에서 학생들은 교수들에게 환자의 증상과 치료 예후를 묻는다. 당뇨 합병증으로 인한 발가락 궤양이기에 절단 가능성이 오고 간다. 이 말을 듣는 여성 환자는 두려움에 휩싸인다. 이때 "환자의 이름은 무엇이죠?"라는 질문이 학생 중에서 나온다. 아담스이다. 건조한 의학적 질문들이 오가는 분위기에서 환자 이름을 묻지만, 그 누구도 이름을 아는 이는 없다. 또 다른 임상 지식을 얻기 위해 이동하는 무리를 뒤로하고 아담스는 환자에게 다가가 이름을 묻고 반갑다는 인사를 건넨다. 손도 지그시 잡아준다. 두려움에 떨었던 환자는 환한 미소를 보인다. 치료에 대한 환자의 긍정적 면역력의 시작이다.

마음의 질병은 신체에 난 상처와 달리 쉬이 발견되지 않는다. 질병을 중심에 둔 의사가 아닌 환자를 중심에 둔 의사로서의 길을 걸어야 할 이유가 여기에 있다.

- 쿠키뉴스. 2021. 07. 02

의사의 좌표

　러시아 문학의 정수, 천재 시인 보리스 파스테르나크의 '닥터 지바고'는 국내 출간 기준, 668페이지에 이르는 방대한 분량의 소설이다. 의사의 삶에 대한 가치를 되물어 보는 작가의 자전적 작품이기도 하다. 시인이었던 파스테르나크의 유일한 장편소설이지만, 책의 말미에는 스물다섯 편의 시도 실려 있어 시인으로서 그의 내공도 확인할 수 있다. 자유롭지 않은 세상의 한계를 뛰어넘어 무엇이 인간을 인간답게 하는가에 대한 근원적 질문을 던지는 이 소설은 데이비드 린 감독에 의해 동명의 영화로도 만들어져 아카데미 각본상을 수상하며 세계인의 사랑을 받았다. 국내에서는 1968년, 개봉되었지만 지금도 간혹 텔레비전에서 상영되는 고전 명화이기도 하다. 지금은 세상을 떠난 지바고를 연기했던 배우 오마 샤리프의 우수에 찬 눈빛은 세계 여인들의 마음을 설레게 했다.

닥터 지바고는 작가 파스테르나크에게 노벨문학상의 영예를 주고 또한 그 영예를 거부하도록 만든 작품이다. 1958년 노벨문학상 수상자로 선정되지만, 그의 작품이 사회주의 혁명에 부정적이라는 이유로 소련 정부와 작가동맹의 압박에 수상을 포기했다. 사후 27년 만인 1987년에야 그는 복권됐고, 노벨상은 후에 아들이 대신 받았다. 그리고 그의 문학은 전설로 남았다.

다른 시대를 살고 있는 의사이지만 닥터 지바고는 내게 여러 의미를 선사해준 인문학의 선물이다. 소설은 20세기 초, 러시아 격변기를 배경으로 의사 지바고의 삶과 사랑 그리고 지식인으로서의 고뇌를 그렸다. 의사라는 직업 속에 혁명을 꿈꾸면서도 역사적 소명보다 개인의 성찰을 중시하는 일상의 자세는 소시민적 삶을 살아가고 있던 내게 직간접적 영향을 끼쳤다. 어쩌면 '글 쓰는 의사' 지바고의 모습에서 현실에 안주했던 나를 돌아보게 했는지도 모를 일이다. 오늘날 의사로서의 고된 일상 후에도 글쓰기의 노동을 마다하지 않는 동기로 작동되었음은 분명하다. 날선 구호에 물든 붉은 혁명의 환상을 거부하고 유폐되기를 택한 당대 지식인의 모습은 어쩌면 소설의 시대 배경인 러시아 혁명, 백 년이 지난 오늘의 우리에게 던지는 성찰의 화두이기도 하다.

러시아의 굴곡진 격동기에 의사로서 시인으로서 앞날을 촉망받던 주인공 유리 지바고의 윤택했던 삶은 개인의 생활과 존엄, 인간다운 감정조차 허용되지 않는 수난의 시대에 속절없이 함몰된다. 소설 속 다양한 인물의 상징적인 일상들은 시간의 교차 속에 이념의 그물로 자유를 속박하지만 다시 본래의 자리로 돌아오는 무한궤도와도 같다. 그러고 보니 러시아 혁명의 중심 도시인 상트페테르부르크의 도시 명칭도 닥터 지바고의 등장인물들의 삶처럼 그러했다.

독일식 이름이라는 이유로 제1차 세계 대전 후 '페트로그라드'로 바뀌었다가 레닌 사후 '레닌그라드'로 개명되었고 1991년 소련 해체 후에는 다시 상트페테르부르크로 환원되었다. 러시아제국이 '소비에트 연방'이라는 이름으로 진행시켜온 사회주의 실험이 실패로 끝나고, 1991년 다시 '러시아'로 회귀한 것도 우연의 일치는 아니다. 이념도 사람도 자연의 순리처럼 모든 것들은 다시 본래의 모습으로 환류된다. 영원한 것이 어디 있겠는가.

'이방인'의 작가 알베르 카뮈는 '닥터 지바고'를 '사랑의 책'

이라고 평했다. 소설이 관념적이고 정치적인 이분법적 해석을 넘어 우리 주변의 보편적 사람들의 이야기이기 때문이다.

"어떤 사람이 기대했던 모습과 다르고 미리부터 갖고 있던 관념과 어긋나는 건 좋은 일입니다. 하나의 유형에 속한다는 것은 그 인간의 종말이자 선고를 의미하니까요."

- '닥터 지바고' 본문 중

판에 박힌 듯 정형화된 획일적 질서는 인간의 자유를 속박한다. 의사로서 환자에 대한 규범화된 편견은 스스로의 유연함을 단절시키고 인술을 펼칠 기회를 박탈하는 우를 범한다. 자유와 사랑에 대한 오롯한 인본의 가치는 인술의 놓을 수 없는 절대가치이다. 내게 의사로서 혁명은, 지바고가 그러했듯이 일상의 사랑과 인본주의가 생동하는 의료서비스의 구현이다. 화려하고 빛나진 않지만 흔하고 너른 들풀의 자태로 사람에 대한 희망을 놓치지 않았던 지바고. 혁명과 현실의 괴리 앞에 갈등하며 종국에는 사랑을 찾아 의사의 길을 걸어갔던 지바고. 그는 가늠하기 힘든 의료현실 속에 표류하던 내게 환자를 향해 걸어가라는 삶의 좌표가 되었다.

- 안태환의 의창(醫窓)

어떻게 어른이 되어 가는가?

늦은 밤 걸려온 전화기 너머 고향 후배의 목소리는 지치고 닳아있었다. 나이 차가 제법 나지만 살가운 존재이기에 통화는 자정을 넘어서 새벽까지 이어졌다. 듣고 보니 과한 고민이란 생각이 들었다. 부딪히고 깨질 나이의 하소연이라 치부했다. 지나고 나니 모진 선배가 아닐 수 없었다. 세상의 모든 아픔은 당사자에겐 가혹하다. 객관화된 타인의 입장이기에 그 고통은 주관화될 수 없을 터이다. 미처 말하지 못한 위로의 애프터서비스 글이라 해두자.

'너희 나이 때는 다 그래' 긴 하소연을 듣고 난 후 후배에게 해준 조언이다. 활자로 적고 보니 아, 너무 건조하다. 아프고 힘든 후배에게 해줄 말은 아니었다. 꼰대는 되지 말자고 늘 되새김하면서 꼰대의 주된 화법을 내뱉고 말았다. 진중하고 낮은 목소리로 세상 사는 고단함을 들어줄 태도도 채 갖추지 못한 채 말이다.

청명한 대숲에 이는 바람은 찰나의 순간으로 스쳐 지나간다. 모든 청춘도 항상 머물지 않고 스쳐 지나간다. 젊음의 아름다움이 우리 곁을 시나브로 스쳐 지나가는 영화 '봄날은 간다'를 차라리 대답으로 권했어야 옳았다. 후회막심이다. 에둘러 그와 함께 한 시간이 있기에 이해하리라는 대책 없는 낙관에 의탁해본다.

초승달에서 보름달로 차 들어가는 섭리가 인생의 나이 듦이다. 청춘의 시대, 조우했던 경험치를 모두가 복기하며 산다. 그러다 보면 어느새 내가 살아낸 인생의 경험은 오늘의 일상적 처세와 확신으로 자리 잡는다. 그러나 한 치 앞을 못 보는 인간인지라 여간해서는 다른 시대를 사는 청춘을 이해하기도, 넘어서기도 쉽지 않다. 같은 하늘 아래 동일한 현상을 두고서도 나와 같은 기성세대는 '경험에서의 교훈'이라 힘주어 말하고 청춘들은 이를 '꼰대의 시각'으로 평가 절하한다. 여기서 분쟁은 끝나지 않는다. 이른바 '나 때는 말이야'의 '라떼' 출현으로 세대 간 소통은 만리장성에 가로막힌다.

나이가 들면 매해 세상의 모든 일에 조금씩 무디어 간다. 그래도 자신의 모든 것을 객관적으로 파악하고 있다면 어른이 되어 가는 것이다. 치기 어린 자신감보다는 이유 있는 단단함으로 가득 차간다면 어른이 되어 가는 것이다. 인생을 살아오며 여기저기 상처도 많이 입었지만, 그 상처들이 단단하게 아물면서 굳건한 내면의 방어막이 형성돼 있어야 어른이다. 하지만 그 얼마나 지난한 일인가.

헤르만 헤세의 '데미안'은 어떻게 어른이 되어 가는가를 깨닫게 해준다. 인간 내면을 면밀하게 표현하는 세밀한 문체는 어른이 아닌 꼰대들에게 일갈한다. "자신의 감정들의 한 부분을 생각 속에서 수정하는 법을 익힌 어른." "어른이 되어간다는 것, 이분화되어 있는 경계를 허물어 가는 것." 다시 읽어도 깊은 공감을 불러일으키는 명문장이다.

우리는 어떻게 어른이 되어 가는가? 진정한 어른은 어떤 모습으로 구체화되는가? 어쩌면 영원히 풀 수 없는 근원적 질문의 답은 의외로 명료할 수도 있겠다. 양극화된 사고를 넘어 모두를 아우르는 것이 아닐까 싶다. 모든 인간관계에서 오는 순간의 행복은 일상에서 휘발된다. 그러나 순간의 행복이 어긋날 때 여지없이 그 관계의 고통은 오래도록 각인된다. 미움으로 변질되기도 한다. 태반이 행복해도 그 기억은 가뭇하고 작게 균열된 관계의 고통은 오래도록 뇌에 저장된다. 인간의 무리 속에서의 행복이 지속 가능하지 않은 이유이기도 하다.

늦은 밤 걸려온 전화기 너머 후배처럼 고통의 시간은 삶의 결결마다 타인으로부터의 위로를 간절하게 기다리며 살아간다. 흐드러진 봄꽃을 기다리며 세상살이에 치여 고단해 하는 후배에게 미처 못 한 말을 대신한다. "환자와 동료들 모두에게 좋은 사람이 되고 싶다는 구름 같은 욕심으로 살다 보니 상처받고 외로운 널 보듬지 못했어. 힘들어하는 아우가 혼자가 아니라는 절절한 연민의 말을 건네지 못해 많이 미안해."

사람에 치이고 일에 포박당하며 비루한 일상만 주렁주렁 매달려 삶을 쇠락시키는 나이를 향해 나아가는지도 모르겠다. 하지만 천박한 물질이 득세하는 세상일지라도 통속적 관계를 넘어 타인을 진심으로 아끼고 그 존재를 사랑하고 있다는 진정성은 채우고 채워도 끝이 없는 어른으로서의 드넓은 곳간이다. 그렇게 어른이 되어가자. 후배의 강건한 건투를 빈다.

- **쿠키뉴스**. 2021. 02. 27.

책 읽는다

진료가 많은 날은 하루가 길다. 깨어있든, 잠들어 있든, 내게 주어진 시간은 그만큼 눈 떠있는 시간이 삶의 온전함이다. 그렇다고 잠의 고귀한 가치를 폄하할 마음은 없다. 깨어있는 시간의 소중함이 위대할 뿐이다. 의사라는 직업의 특성상 조각난 연휴는 늘상 있는 일이다. 빼곡한 시간을 소모하는 일에 익숙한지라 유유자적한 휴일은 꺼끌꺼끌한 속옷을 겹겹이 껴입은 느낌이다. 어쩌다 한가로운 날에도 늘어지는 잠을 생체는 동경하지만 쉬이 되지 않을 호사라고 여긴 지 오래되었다.

몸이 부지런하고 오만가지 일에 열정을 쏟아야 하는 일상은 어쩌면 천성인지도 모르겠다. 부지불식간에 찾아든 휴식에도 빈둥거리는 시간의 소비는 내내 못마땅하다. 그럴 때면 어김없이 책을 읽는다. 휴식의 시간에 내맡겨진 독서는 인간에게 가장 자연 친화적이다. 책 읽은 순간은 호흡도 정갈하다. 이것도 타고난 듯하다. 부모님이 그러셨고 조부께서도 그러셨다.

어쩌면, 오지랖은 탯줄과 함께 몸에 지니고 태어나는 듯싶다. 그렇다고 남을 돕지 못해 안달이 나는 성격은 아니다. 다만 도울 수 있는 여력이 있을 때 남을 돕지 않고 있으면 곡기를 끊은 허기가 있다. 그건 분명 오지랖일 가능성이 농후하다. 천성이 이럴진데 의사라는 직업을 택한 것은 어쩌면 성경 속 달란트일지도 모른다. 그렇다면 참 다행이다.

한동안 심취했던 독일의 정신분석가 볼프강 슈미트바우어는 '무력한 조력자'에서 "조력자는 자신의 감정과 욕구를 지각하지 않으려고 타인을 돕는다. 다른 사람을 돕는 활동을 함으로써 자신을 도울 수 없는 무력함과 싸운다."라는 의미의 '조력자 증후군' 개념을 제시했다.

오호라, 날 두고 하는 말이다. 그의 책을 한걸음 더 들어가 보면 자신이 그리워했던 것을 바로 자기 자신에게 줄 수 있어야 비로소 다른 사람을 위해 지속적으로 일할 수 있다는 의미

일 것이다. 이런 통찰에 이르게 되면 선한 오지랖도 확장된다.

몇 해 전, 의사들의 자살률은 다른 집단에 비해 2.5배 높다는 통계학적 보고가 영국에서 발표되었다. 47명의 의대생을 표본 집단으로, 무려 30년의 긴 세월 동안 추적 조사한 과학적 결과이다. 36%는 향정신성 약물과 알코올 중독에 빠진 일이 있었고, 17%는 정신 병동에 입원한 일이 있다는 놀라운 결과도 도출됐다.

의사, 번민의 직업군이다. 아마도 생명을 다루는 일상 속에서의 과도한 스트레스가 원인일 것이다. 나도 그러한 스트레스에서 자유로울순 없다. 그럴 때마다 자존감을 지탱해 주는 소일거리가 필요하다. 마음의 평안을 위해서이다.

의사뿐이 아니다. 타인을 돕기 위한 직업은 대부분 소진 직전에 다다른다. 예외는 없다. 선한 사람들일수록 더욱더 그렇다. 에둘러 의사의 애환을 푸념하고 싶지는 않다. 공익적 인생을 사는 이들이 그 얼마나 많은가. 그들의 정신적 고난도 애절할 것이다. 나이 듦의 가치는 기억력은 사라지지만 이해심은 많아지는 데에 있다. 그 단아한 삶의 지혜는 책 읽기가 지탱해 준다. 그건 틀림없다. 타인을 더더욱 잘 챙기기 위해서도 독서는 소통의 자양분이 된다.

오늘도 저녁 무렵, 살가운 지인들의 안부 전화를 받는다. 한결같고 때론 의례적인 '뭐해'라는 질문도 건네진다. 무심코 반응하는 한결같은 대답이 '책 읽는다'였으면 좋겠다. 일상의 안녕과 지친 영혼을 위로받는 시간을 갖고 있다는 의미에서 말이다. 배려와 나눔을 위해, 더 나은 맑은 정신을 위해 '책 읽는다'가 '밥 먹는다'처럼 상투적이길.

- 글로벌경제신문. 2021. 02. 19

존재감의 본질

호기롭던 대학시절, 밥 딜런의 'Don't Think Twice It's All Right'를 듣다 가슴이 먹먹해진 적이 있다. 가사에 채색된 서늘한 아픔 때문이다. 잘 알려진 김광석의 '두 바퀴로 가는 자동차'의 원곡이다. 삶의 모든 균열 속에 음악은 그렇게 슬픔으로, 때론 자각으로 베어든다. 이별은 두 번 생각하지 말아야 할 보편적 슬픔임을 깨닫게 해주는 밥 딜런의 가사는 프로이트의 말과 자연스레 오버랩된다. 의사는 불행을 행복으로 만드는 게 아니라, 개인적 비극을 보편적 불행으로 바꾸는 것이라고. 그 시린 생채기를 겁내지 말아야 한다고.

나이 쉰의 문턱을 넘으면 삶의 시련을 숨기는 연기력은 자

연스레 는다. 나이의 단단함이다. 가식의 능력이기보다 덤덤
함의 내공이 쌓여 간다고 해야 옳을 듯하다. 감정의 표현은 인
체가 아닌 심장임을 터득했기 때문이다. 건강했던 삶을 통째
로 집어삼키는 질병이 찾아와도, 우리는 삶을 지켜내야 한다.
그 늘품한 손잡음이 의사의 역할이다. 그래서 의사는 마음의
힘이 세야 한다. 그 힘은 환자의 마음을 헤아릴 때 비로소 생
성된다.

　가족이란 질병의 공동체가 된다. 아픈 이야 말할 나위가 없
지만, 그 가족의 두려운 마음을 헤아리는 일은 의사로서의 반
듯한 태도이다. 가족의 표정과 간절함이 느껴질 때 의사는 환
자의 가족이 된다. 아프기를 어느 환자가 바랐겠는가. 자신이
의도하지 않은 잘못으로는 절대로 불행해지지 않는 존재가 인
간이어야 한다.

　손톱 끝 빛바랜 봉숭아 물처럼 아스라한 의대 시절은 때론
여리고 결백한 목련꽃 같았다. 오롯하지 못해 내게 없거나 모
자란 것들에 스스로 자책했다. 의사가 되기 위해 공부할 지식
은 태산이었지만 짊어진 삶의 무게는 신발에 덕지덕지 묻은
진흙 같았다. 내가 갖고 있더라도 내 것이 아닌 것들이 또렷하
게 보여서 늘 조급했다. 의사로서 살아갈 미래도 흐릿했다. 고

된 의대 생활 속에서의 상반된 감정들이 너무 많이 얽혀 있어서, 주어진 삶을 오롯이 받아들일 수가 없었다. 불운을 피하며 살고 싶었고 어쩌면 따분할지도 모르지만 부침 없는 건조한 삶을 바랐는지도 모르겠다. 그러나 기억은 언제나 오늘의 성찰 속에서 재구성된다. 나쁜 기억은 추억으로 소환된다. 부단했고 버거웠지만, 고난의 과정이 누락되었다면 줏대 없고 공감 능력 없는 의사가 되어 있을지도 모를 일이다. 참 고마운 상실과 결핍의 시대였다.

이야기가 많은 사람은 행복하다. 그러려면 경험이 풍부해야 한다. 그래야 환자에게 할 얘기가 많은 의사가 된다. 밥 딜런의 노래처럼 자신에겐 특별하지만 궁극에는 보편적이었을 아픔을 견디어낸 의사가 환자의 사연을 헤아릴 것이라는 철학은 여전히 유효하다. 많은 환자와 만나 얽히고설켜야 한다. 임상 경험은 의술로서만이 아닌 관계로서 그렇게 재구성되고 참된 의사로 나아간다. 그러기에 간혹 나 자신에게 묻는다. '환자를 사랑하는가?' 너무 근원적인 질문이지만 의사로서 늘 다짐하는 내면의 살가운 안부이기 때문이다.

아픈 환자를 응시하는 나의 태도는 어쩌면 내가 그 환자에게 존재하는 것이 아니라 어떤 상황에서도 '사람에 대한 사랑'

을 포기하지 않는 의사로서의 존재감이다. 치료에 대한 어려움과 장애물에도 불구하고, 환자와 가족들 앞에서 희망의 웃음을 보여줄 수 있는 것은 환자의 가족으로서 이심전심의 마음이 있기 때문이다.

지난했던 청년의사 시절, 그 설레임과 두려움의 기억들은 환자들과 살며 사랑하며 부대낀 공감의 나이테이다. 환자들에게서 사랑받는 의사가 되기 위한 가장 정확한 방법은 사랑받을만한 의사가 되는 것이다. 그러기 위해 부단하게 마음공부를 해야 한다. 사람의 존재에게 무능한 의사가 되지 않기 위해.

환자와의 이심전심은 그래야만 오롯이 재구성된다.

- 안태환의 의창(醫窓)

의사 장기려의 길

아프리카 오지, 밀림의 성자였던 의사 알베르트 슈바이처는 인류애 실천의 공으로 노벨평화상을 받았다. 전쟁 직후 부산에서 천막 병원을 세워 하루 200여 명의 행려병자를 돌보았던 의사 장기려는 '한국의 슈바이처'로 불리며 아시아의 노벨상인 막사이사이상을 수상했다. 시대와 공간은 달랐지만 두 의사의 인생은 청빈하고 헌신적인 삶을 살았다는 것이다. 슈바이처도 의술로 선교를 실천했고 장기려도 평생을 예수의 가르침대로 '가장 평범한 삶이 선한 삶이다'라는 산상보훈의 삶을 지고지순하게 살았다. '가난하고 헐벗은 불쌍한 환자들의 의사가 되겠다.'라고 한 하나님과의 약속을 지켜낸 성인들이다. 의사 장기려는 이상주의적인 애정관을 그린 춘원 이광수의 소설 '사랑' 속 의사 안빈의 실제 모델이기도 하다. 장기려의 환자였던 작가는 예수의 가르침을 몸소 실천하려는 참된 의사로 그를 보았던 것이다.

장기려는 이북이 고향이다. 전란 통에 아내와 다섯 자식을 둔 채 둘째 아들과 월남했다. 그는 늘 북에 두고 온 가족들을 사무치게 그리워했다. 누군가를 도우면 반드시 누군가 북에 있는 내 가족을 도울 것이라는 그의 믿음은 천막 병원을 세워 행려병자를 정성껏 치료한 계기가 된다. 그는 의료시설도 변변치 않은 그늘막에서 하루에 200명이 넘는 환자들을 돌보았다. 의료시스템이 정착한 오늘날에도 불가능한 고된 진료였을 것이다. 당시의 기록 사진들을 보며 후배 의사로서 한없는 존경이 스며든다.

밀려드는 환자들로 더는 무료 진료가 불가능해지자 장기려는 1968년 한국 최초의 의료보험 조합인 청십자 의료보험 조합을 설립하였다. 부산 지역, 23개 교회 단체의 대표가 주축이 돼 설립한 우리나라 최초의 자영자 의료보험 조합이다. 청십자 의료보험 조합은 가난한 환자를 구제하고 상생의 정신으로 태동했다. 조합은 부산 지역을 시작으로 전국적으로 영세민 환자의 구호를 실천했고 오늘날, 한국 지역 의료 보험의 산파 역할을 했다. 1989년 해체 이후에 조합의 운영자들은 정부 주도의 의료보험 공단 설립에 주도적으로 참여하면서 의료보험 연착륙에 마중물이 되기도 했다.

조합에서 운영한 청십자병원은 가난한 이들의 희망이었다. 병원은 국민 건강 보험이 제대로 정착되지 못한 1970~1980년대 경제적 이유로 병원에 가지 못하는 사회 소외계층의 질병을 보듬어 안아 치료했던 공익적 병원이었다. 그 중심에 의사 장기려의 열정과 희생이 있었다.

그는 수술비가 없는 환자를 위해 사비로 수술을 해주고 그나마도 감당할 수 없게 되면 밤에 몰래 환자를 탈출시켰다는 일화도 있다. 가난해서 먹을 게 부족했던 그 시절. 집에 먹을 것이 없다는 환자의 말을 듣고 처방전에 "이 환자에게 닭 두 마리 값을 내주세요." "약을 먹으면 병에 차도가 있을 것이니 며칠 뒤에 다시 찾아오세요. 돈이 없어도 되니 꼭 오셔야 합니다."라고 썼다. 휴머니즘이 뚝뚝 묻어나는 처방전이다. 그래서인지 의사 장기려는 한평생 집 한 채 소유하지 못한 채 병원 옥상 사택에서 살았다. 그는 1995년 12월 추운 겨울날 새벽, 그를 믿고 의지했던 환자 걱정에 차마 눈을 감지도 못하고 봉사하는 의사로서의 고된 삶을 마감했다.

한평생 무소유를 실천하며 소외되고 가난한 이들을 위해 의술을 펼친 의사 장기려. 그의 삶은 오늘을 사는 후배 의사들에게 커다란 울림을 준다. 의사는 많은 돈을 벌 것이라는 사회적 인식이 있다. 그럴 수도 그렇지 않을 수도 있다. 고된 의사의 길을 걷기 위해 많은 청년이 밤을 새워 공부하고 청춘을 바친다. 그러나 의사는 직업으로서의 사명감과 공동체에 대한 희생이 전제돼야 한다. 소외되고 가난한 환자들은 점점 외면받는 시대를 우린 살고 있다. 의사 장기려의 나눔과 희생의 의료 정신이 더욱 간절한 시대인 것이다. 의사 장기려와 같은 오롯한 성인의 길을 걷지는 못해도 그 길을 향해 가는 것이 참된 의사의 길이다.

- 이뉴스투데이. 2020. 08. 04

통증의 교감

불완전 존재인 사람은 언제나 만고의 질병에 노출돼 있다. 영혼을 잠식하는 것이 불안이듯 예기치 않았던 병마가 찾아들면 걱정은 이내 공포로 확장된다. 질병 앞에서 초연한 인간은 찾기 힘들다. 평상심을 유지하는 정도의 차이만 있을 뿐이다. 아프다는 것은 일상을 지배하며 불안정한 심신 상태를 잉태한다. 세상의 모든 가치에 건강이 우선인 이유다.

예상치 못한 부상에 직면해 며칠을 고생했다. 의사이기에 평상시 건강에 나름 신경 쓰며 살아간다고 자만했지만 설익은 오만에 대한 서늘한 대가였다. 살다 보면 제 한 몸 간수하기가 쉽지 않은 문제임을 진즉에 알고 있었다. 그럼에도 부지불식간에 찾아온 질병과 의연하게 맞서는 일은 여간해서 쉽지 않았다. 통증으로부터의 구속은 의사라고 예외일 수 있겠는가.

평상시 병원을 찾은 환자들에게 『도덕경』처럼 반복되는 레토릭 같은 건강수칙을 강조해왔지만 정작 통증의 당사자가 된 이후 무기력해졌다. 일상의 자유를 구속하는 우환은 이렇듯 한여름 소나기처럼 예고 없이 들이닥친다. 이성적 인지보다 직접적 경험으로 체득한 이후에야 건강의 가치를 온전하게 받아들이니 생명을 다루는 의사로서 참으로 우매하고 처연한 일이 아닐 수 없다.

병실에 누워있으니 밀물처럼 찾아든 외로움과 시시각각 밀려드는 통증으로 일상은 포획당했다. 분주하게 앞만 보고 달려온 시간의 자화상이었다. 방역수칙으로 면회마저 금지된 병실에서 주말을 보내는 동안 통증은 내내 육신을 지독스럽게 지배했다. 순간순간 참기 힘든 통증은 정신마저 혼미하게 만들었다.

병실을 찾아온 담당 의사는 진통제를 놓아 주며 안타까운 표정으로 "많이 아프실 거예요. 내일은 한결 수월해지실 거예요."라며 위로를 건넸다. 시한이 있는 통증이든 아니든 그의 언어는 미더웠다. 통증의 교감이었다. 그랬다. 타자의 통증에 대한 교감이 그 얼마나 위대한 인간에 대한 배려인지를 새삼 깨달았다. 무릇 모든 인간은 자신의 통증에 민감하고 타인의 통증엔 둔감하다. 좋은 의사의 자격은 통증의 교감이었다.

버락 오바마 전 미국 대통령의 최애 소설가로도 잘 알려진 인도계 미국 작가 줌파 라히리의 단편 '질병 통역사'는 병원에서 인도 소수민족의 언어인 구자라트어를 의사와 환자 사이에서 통역해 주는 일을 맡은 카하시의 이야기다. 인간의 삶 속에서 서로 통하지 않는 것은 언어뿐만이 아닌 마음의 아픔과 죄책감이라는 것을 잘 그려 낸 역작이다. 코로나19로 인해 과거와 달리 내원하는 외국인 환자의 수는 급감했지만, 외국인 환자의 증상을 의사에게 정확히 통역해 주는 사람이 절실할 때가 있다. 의미 전달의 단순 통역이 아닌 통증의 감정이입을 의미하는 것이다.

하긴 의사와 환자가 같은 한국인일지라도 각자의 감정과 고통이 서로에게 낯선 외국어일 때도 있으니 가히 쉽지 않은 일이다. 그러나 아프고 병들면 마음을 나누는 언어가 필요하다. 통증의 가장 유효한 처방이다. 스멀스멀 일몰을 따라가는 나이가 되면 전해 듣는 비보와 조문은 일상화된다. 그럴 때마다

습기처럼 번져오는 건강에 대한 염려는 순간의 자각일 뿐, 우리는 몸이 내는 경고의 목소리를 늘 귀담아듣지 않는다. 늘 허투루, 아픈 시간은 나와는 상관없는 역경이라 애써 자위한다. 그러다 누구도 비껴갈 수 없는 질병의 역습에 직면한다. 그리고 이내 후회한다. 건강에 대한 불성실함을 몸이 뼈저리게 가르쳐 주고 나서야 평화로웠던 나날들이 그 얼마나 소중했는지를 절감한다.

백세시대, 건강이 전제되지 않는 수명 연장은 참으로 대책 없는 축복이다. 유난히도 무더웠던 여름날, 병원에 그리 누워 보니 아프지 말고 주어진 삶을 온전히 살아내는 일, 나 자신만의 문제가 아닌 가족의 균열을 대비하는 바른 태도였다. 그러고 보니 아픈 것이 낫는다는 보장만 있다면 크게 아파볼 필요가 있겠다는 생각도 들었다. 의사로서의 존재에 대한 온전한 성찰의 시간을 통증이 허락해 주었으니 말이다.

타인의 고통에 마음을 열고 귀 기울이는 일, 쉽지는 않다. 그러나 타인의 고통을 온전하고 미덥게 마주해야 참된 관계가 형성된다. 치료할 의사와 아픈 환자 사이라면 더더욱 그렇다. 통증의 교감, 의사의 절대가치다.

- 중앙일보. 2021. 08. 30

가족사진

가족에 대한 기억은 오감으로 구성된다. 같은 시간과 공간 속에서 공유되었을 일상의 냄새, 미각, 소리 그리고 감촉과 색상은 유대감으로 채색된다. 가족의 일원으로 더불어 살아내는 삶 속에서 때론 모진 삭풍을 헤집는 연약한 손바닥의 온기를 서로가 붙잡을 때마다, 세상 그 어떤 가치보다 형언하기 힘든 애정은 실핏줄처럼 형성된다. 대나무가 마디를 짓듯 인생의 고비마다 가족과 함께했던 기억은 너무도 선명하게 새겨진다. 대나무가 높이 자랄 수 있는 것은 사이사이 마디가 있기 때문이다. 거친 비바람에 견딜 수 있는 것도 중간중간 마디가 있기 때문이다. 마디가 없다면 미끈해 보일지 몰라도, 마디가 있기에 시련을 견디는 힘이 생긴다. 내게 아버지는 대나무의 마디

같았고 오감의 결정체 같던 존재였다. 온전한 진실에 너무 무감했다.

함께할 시간이 더 남았다고 막연하게 기대했던 아버지를 홀연히 떠나보내며 유품을 정리하니 빛바랜 사진들이 서럽게 추슬러진다. 가물거리는 기억이 사진 속 얼굴을 통해 또렷이 상기되는 것조차 아버지와의 이별 앞에 북받쳐 오르는 슬픔으로 치환된다. 누구나 가족의 죽음을 통해 이별과 상실을 배운다는 건 고통스럽고 처연한 일이다. 누구도 비껴갈 수 없는 일이지만 가능한 한 늦게 천천히 겪을 수만 있다면 그 얼마나 좋겠는가. 그러나 한 치 앞을 못 보는 인간의 한계는 차마 어찌지 못하는 가족과의 이별 앞에 속절없고 무기력하다. 생명을 어루만지는 의사로서 가족의 죽음을 차마 감내해야 하는 고통은 배가된다.

아버지와 함께했던 가족사진으로 그제야 떠오른 기억은 평온한 삶에 제동을 건다. 삶은 어쩔 도리 없는 관습의 반복이라지만 사진 속 평온했던 소소한 일상조차 제대로 반복하지 못한 우를 범하였다는 자책감이 격하게 역류한다. 홀로서기에 안착했다고 자만했던 아들이 아버지의 떠남 이후 시답잖은 헌사를 하게 될 줄은 몰랐다. 어떤 이유에서건 인생의 '산티아고'를 걷고 있던 아버지에게 아들은 건조했다. 어쩌면 여름 산 지천으로 널린 패랭이꽃의 위로만으로 도리를 다하였다고 자만했을지도 모를 일이다. 아, 무심했다.

　가족사진 속에서 여전히 젊음이 박제된 채 불멸의 푸름으로 아버지는 남아있다. 빛바랜 흑백 사진 속 고향 마을 인근의 저수지 풍경은 아스라한 유년의 이데아로 배어있다. 아버지의 여우비 같았던 청춘의 존재가 소환되는 사진 속 그곳은 백설기 구름 같던 백서향이 융단처럼 깔렸다. 온종일 걸어도 인기척조차 없는 고즈넉한 숲길 배경 속, 사람 좋은 웃음으로 서 있는 아버지의 모습은 이른 아침에 뜨는 이사빛의 영롱함이다. 그리고 보니 오늘 아침 면도를 하던 거울 속 내 모습이 무척이나 닮았다. 영락없는 아버지의 자식이다. 왈칵 눈물이 치솟는다.

　시인 정호승의 '아버지들' 속 아버지는 '석 달 치 사글세가 밀린 지하 셋방'이고 '아침 출근길 보도 위 누가 버린 낡은 신발 한 짝'이며, '벽에 걸려 있다가 그대로 바닥으로 떨어진 고장 난 벽시계' 같은 존재로 그려진다. 세상의 모든 아버지는 자식만큼은 '햇볕 잘 드는 전셋집'에서 '새 구두'와 '인생의 시계가 고장 나지 않는' 평탄한 삶을 살기 원한다. 나의 아버지도 그랬다. 나이가 차 아버지를 이해하고 나니 이제는 가족사진 몇 장의 기억으로만 존재하는 당신의 부재가 너무 아파져 새벽을 기웃거린다.

아버지를 떠나보내고 쉬이 잠들지 못하는 밤이 모질게 계속되고 있다. 거스를 수 없는 부질없는 연민일지도 모른다. 아니면 차오르는 슬픔을 억누르지 못하는 아들의 통렬한 오열일지도 모를 일이다. 그러나 이제야 알겠다. 가족사진 속 저수지에서 아버지와 누린 유년의 행복은 '가장의 무게에 대한 공감의 부재'에 기초했다. 자식의 그 이기적 행복을 이제 아버지에게 돌려 드릴 기회가 없다.

의료기기 빼곡한 중환자실에서 아버지의 밤새 안녕함에 감사했던 순간들. 사랑한다고 또렷이 말하며 아버지를 꼭 안아주었던 그때 그 시간이 차라리 그립다. 죽음은 모든 삶의 순간과 가치를 재정렬한다. 아버지의 삶과 죽음이 전해준 고귀한 가르침은 의사로서의 남은 삶에 가장 큰 지표로 남을 것이다. 빛바랜 가족사진 속 아버지의 내리사랑 온기가 오감에서 사라지지 않도록 연로하신 환자들에 대한 치사랑으로 승화시킬 것이다.

- 중앙일보. 2022. 02. 21

그럼에도 불구하고

열 살 현서의 호흡기 질환을 유치원 때부터 돌봐왔으니 주치의라 해도 과언이 아닐 듯싶다. 또래의 아이들보다 기관지가 유독 약해 걸핏하면 감기를 달고 다니는 현서는 한 달에 두세 차례 엄마와 함께 병원을 찾았다. 바이러스성 상기도 감염을 일반화한 감기는 허투루 방치하면 폐렴·부비동염·중이염 등의 2차 세균감염으로 합병될 가능성이 높아 쉽사리 대하다간 큰 탈이 나지만 대개는 자연적 치유가 된다.

자만해선 안 될 건강이지만 '평생 감기 한 번 안 걸리는 사람'이라는 뿌듯한 자긍심을 표하는 이가 있다면 평소 건강관리를 잘하고 있다는 방증이니 칭찬의 맞장구를 쳐주어도 좋다. 규칙적인 운동과 균형 잡힌 식사로 감기에 대한 인체 면역력을 키운 결과이니 말이다. 따지고 보면 감기 바이러스는 200여 종이 넘기 때문에 딱히 치료제도 없다. 바이러스가 원인인 까닭에 항생제는 사용해도 큰 효과를 얻어내긴 힘들다. 어린 현서에게 과한 처방인 항생제보다 호흡기 비강 세척과 일상 속 위생 관리 당부만으로 치료를 대신하던 과정은 현서 가족의 동의를 얻기까지 지난했다. 항생제 처방은 바이러스에 대한 내성만을 키울 뿐 과하면 탈이 난다는 진실이 입증되기까지는 시간은 길지만 결과는 언제나 유효하다.

여름에 찾아오고 가을이 지나 겨울이 왔어도 여느 때와는 달리 통 내원을 하지 않던 현서를 퇴근길, 거리에서 만났다. 감기에 걸리지 않은 맑은 목소리로 해맑게 인사하는 마스크 너머 현서는 단단했다. 급격히 기온이 내려간 근간에 감기에 걸리지 않은 현서를 보며 면역력 향상과 건강관리가 규범화되어 있겠다는 생각도 들었다.

의사가 늘 옳은 것은 아니다. 오류를 줄이려는 노력에 정진할 뿐이다. 평소 항생제는 감기처럼 바이러스 감염이 아닌 박테리아 감염에만 처방을 내려야 한다는 의학적 소신은 현서와 같은 환자들의 임상경험을 통해 더 또렷해졌다. 부정하기 힘든 사실은 전 세계적인 항생제 남용은 예기치 못한 슈퍼 버그의 출현으로 인류의 생명을 위협하고 있다. 의사의 과실이 크지만 유달리 급한 한국인들은 감기에도 무조건적인 약 처방을 원하고 있다. 투약만이 감기를 낫게 한다는 신성불가침의 의식구조가 자리하고 있다. 대개들 그렇다. 그럴 땐 힘겨워도 환자에 대한 이해와 설득은 의사의 책무이다.

  정부가 내년 2월부터 청소년에 대한 '방역패스' 도입을 추진한다고 밝히면서 학부모들이 단체 행동에 나서는 등 논란이 확산되고 있다. 고등학생의 반대 청원에는 30만 명이 넘는 동의도 이어졌다. 접종 대상에도 오르지 않은 소아·청소년 464만 명이 코로나 감염 확산 과정에서 '약한 고리'로 지목되고 있는 것도 현실이다. 10대 감염이 빠르게 늘고 있기 때문일 것이다. 그럼에도 불구하고 바늘허리에 실을 묶을 순 없는 일이다. 방역 현실은 엄혹하지만, 학습권을 강조하다가 뒤늦게 안전을 내세우는 정책과정은 공감과 설득이 부재한 일관적이지 않은 태도였다. 불신을 자초했다는 평가다. 칼 포퍼의 열린 사회의 전제인 개인주의와 비판 수용, 그리고 약자 보호와 자유민주주의를 꺼내 들지 않아도 정부의 처신은 민주적이지 않았다.

  소아·청소년 백신 안전성 관련, 국내에서 별다른 연구조사가 없는 실정이다. 백신을 접종한 고교생보다 초등학생과 중학생 확진자 발생이 많기 때문에 백신 접종을 해야 한다는 당국 논리는 획일적이다. 자칫 열린 사회의 적으로 간주하기 십상이다. 목표는 맞으나 가치가 틀렸다. 정부가 백신 접종의 안정성을 부각시키고 있지만 경미한 두통·근육통부터 심근염 등에 대한 백신 이상 반응이 나타나는 상황에서 소아·청소년의 백신 접종은 신중하게 진행했어야 한다. 우려 해소 없는 압박 행정은 국민 반감만을 키울 뿐이다.

백신 접종은 탈정치적인 존재다. 백신에 대한 안정성, 그리고 부작용에 대한 정부의 전적인 책임이 전제되지 않고서는 국민 불안은 해소되지 않는다. 아이들의 백신 접종에 대한 우려 속, 부모들의 주장은 몽니가 없다. 균형 잡힌 합리적 의심의 토대 위에 다른 의견에도 귀를 여는 게 정부의 바른 방역 자세다. 밤낮없이 코로나19와의 전쟁으로 지쳐가는 이때 속상하겠지만 그럼에도 불구하고 정부에 하고 싶은 말, 아이들 백신에 대한 부모들의 의구심은 결국 나라의 책임이다. "부모님이 괜찮다면 정부를 믿고 아이를 위해 백신을 맞혀도 괜찮을까요?"를 묻는 것이 먼저다. 항생제 처방을 원하는 현서 가족에게 면역력 강화를 제안하며 건넨 말도 그랬다.

- 중앙일보. 2021. 12. 20

진심어린 의술은 위로가 된다

딱히 내색은 하지 않아도 물질적 풍요와 개인의 능력을 우선시하는 시대에 모날세라 순응하며 살아간다. 이성적 자각에 부끄러워지면 본디 사피엔스는 욕구에 충실한 존재라며 애써 합리화한다. '잘살아 보세'라며 앞만 보고 달려온 근대화 시대는 그렇게 인간의 정신마저 산업화로 이끌었다. 이기심에 기반을 둔 배금주의 사회라는 비난에 딱히 변명할 여지는 이제 없을 듯싶다. 자본주의의 속성 탓이라고? 압축성장의 필연적 그늘이 오히려 더 합리적 이유일 것이다. 그러나 성찰하고 제어 가능해야 사람이다. 생명을 보듬는 의료는 더더욱 그렇다.

한국 사회는 의료가 환자에 대한 보편적 서비스로 전환되는 변곡점에 놓여 있다. 그러나 능력주의 시스템이라 불리는 배타적 의료시장의 프레임 안에서 수익 지향 방식은 여전히 필연적 현실이라는 점도 서글프지만 부인하기 어렵다. 국민의 건강한 삶을 의미 있게 만드는 데 필요한 의사로서 도덕적 능력은 위축되고 인술이 아닌 상술이라는 비난에 부끄러워지는 배경이다. 그러나 일부는 맞고 일부는 틀리다. 각양각색의 모난 의료적 행태도 있을 테지만 생존이 버거운 의사도 있기 때문이다.

무릇 인간의 삶이란 결함 있는 내면의 자아와 끊임없이 충돌하며 성장하는 과정이라고 믿고 살아간다. 필자도 늘 부족하지만, 그 길을 따라가려 노력한다. 환자 앞에서 겸손과 절제를 가장 중요한 덕목으로 여기며, 외적 성공이 아닌 내적 성숙에 가치를 부여하는 것이 실존이 거칠지 않은 의사의 자질이라고 믿어 의심치 않는다. 그럴 때 인술은 마음술이 되고 환자의 예후도 좋기 때문이다. 의사로서 보람과 자긍심은 말할 나위가 없다.

딴 세상 이야기만 같았던 4차 산업혁명은 온갖 화려한 수사와 기능을 달고 우리 일상을 잠식하고 있다. 미래학자의 예언을 굳이 들이대지 않아도 인간이 인공지능을 이겨내지 못하는

4차 산업혁명 시대에 현재의 의료 행위의 태반은 인공지능으로 대체될 것이다. 한발 더 나아가 인공지능을 운용할 수 있는 의사들만이 존재를 인정받을 수 있을 것이라는 진단 앞에서는 서늘하기조차 하다.

그러나 안타깝게도 우리 의사들의 대처는 여전히 수동적이다. 누구나 알고 있는 사실이지만 애써 말하지 않을 뿐이다. 그런다고 직면한 의학의 위기가 극복되지는 않을 것이다. 의료 현장, 현직 의사의 일상적 공부는 여전히 매우 어렵다. 아니 여력이 없다. 궁색한 변명일지라도 현실이 그렇다.

코로나19로 낯선 타자와 대면할 기회는 현저히 줄고, 플랫폼의 형상들이 표준이 되는 사회가 도래했다. 오직 자신에게 익숙하게 길든 것만 상대하면서 살아갈 수 있게 된 사회에서 다양한 통증의 아픈 환자를 상대할 의사의 미래 모습은 상상만 해도 참으로 암울하다. 변화에 무감각한 존재는 환자의 통증에도 무심해질 가능성이 농후하기 때문이다.

한국 사회는 연대와 균열의 경계에 서 있다. 구닥다리 근거라고 힐책해도 사실 호모 사피엔스 이전 원시 인류는 타인을 수용하고 배려할 줄 아는 협업적 존재였다. 나를 넘어 공동체를 생각하는 더불어 사는 인간이었으며, 삶과 죽음에 대해 무리 속에서 성찰하는 존재였다. 이 모든 것을 가능하게 만든 인간의 궁극적인 조건은 본디 타고난 이타심 아니었던가. 이타심이 실종된 시대에 우리 의사들은 무엇을 할 것인가. 우리의 역할은 무엇인가. 아픈 이들을 치료하는 기능적 역할에만 의사의 정체성을 국한할 것인가.

환자에 대한 애정을 건조한 이유로 바꾸지 않고, 사람의 향기를 품고 걸어가는 것, 그게 바로 의사로서의 공동체적 삶의 태도가 아닐까. 의사로서의 이러한 태도만큼 맵시 좋은 우아함이 어디 있을까.

희망은 현실 초월의 다른 말이다. 아프고 고단한 코로나19 시대에 속절없이 맞닥뜨린 거대한 절망은 오히려 담대한 용기를 준다. 먹고사는 것들에 대한 허약한 속살로 데면데면해 가는 건조한 시대를 넘어서기란 여간해서 쉽지 않은 일이다. 그러나 꾸역꾸역 진심으로 환자를 보듬고 포스트 코로나를 채비하면 인술은 위로가 된다.

천지가 농익은 늦가을, 통렬하게 묻는다. 불과 20여 분의 진찰 시간 동안 환자들에게 묻고 싶은 것만을 묻고 있었던 것은 아니었는지, 하고 싶은 말만을 언구럭 부리며 환자에게 하고 있었던 것은 아니었는지, 손기술만을 수행하는 의사는 아니었는지, 생명을 살리는 어진 인술을 마음술로 살갑게 구현하고 있었는지를.

- 중앙일보. 2021. 11. 22

친절한 태환 씨

　살면서 제 이름을 스스로 부르기란 여간해서 쉽지 않다. 나르시시즘에 도취한 존재가 아니고서야 곰살맞은 형용사까지 접두에 붙여가며 말이다. 넉살 좋게 '친절한 태환 씨'로 호칭하는 나를 독자들은 자아도취라고 힐책할지도 모르겠다. 정녕코 극도의 자기애에 빠져 과시할 의도가 아님을 헤아려 주시길 당부드린다.

　의료현장에서 진료는 환자의 통증을 전해 듣는 것으로 시작된다. 그러하기에 환자의 통증 호소에 따라 의사는 치료 방법을 달리한다. 환자가 자신의 고통에 솔직하지 못할 때는 당연히 제대로 된 치료는 요원하다. 후배 의사들에게 틈만 나면 누누이 강조해온 이야기, 환자의 통증에 귀 기울이며 깊은 공감과 측은지심의 태도를 견지하는 것은 의사의 기본 자질이어야 한다. 그럴 때 의사는 낮은 자세이지만 존중받는다.

연세가 드신 환자들은 대개 동네 단골 병원과 주치의 같은 의사가 존재한다. 오래된 친밀감에서 오는 심신의 평안도 그러하고 자신의 건강을 제대로 이해하고 있는 의사로부터 최선의 진료를 받을 수 있다고 굳게 믿기 때문이다. 필자의 모친도 그러하시다. 예외 없이 누구나 아프면 병원을 가고 치료를 받는다. 큰 병이 아닌 이상 동네 의원을 찾는다. 의사와의 교감을 믿고 의지하기 때문이다. 아무리 강조해도 지나치지 않을 명제이지만 국민 건강의 보루는 지역 의료이다.

생각해보라. 접수 후 번호표를 들고 긴 대기시간 동안 대개의 환자들은 지치거나 참지 못할 통증이 있는 경우에 병원이 야속하기까지 할 것이다. 기다림 끝에 들어선 진료실에서 마주한 데면데면한 표정의 의사를 보면 어떤 생각이 들겠는가. 불편한 마음에 통증까지 겹쳐 절로 얼굴이 찌푸려질 것이다.

반면, 두 손을 내밀어 환자의 손을 잡아주며 "아프신데 오래 기다리셨다."라며 밝은 표정으로 살가운 인사를 건네는 의사를 만난다면 어떻겠는가. 기다림에 지친 짜증은 가라앉으며 마음의 문은 활짝 열릴 것이다. 내 마음과 통증을 의사가 교감한다고 믿기 때문이다.

좋은 의사는 환자 스스로 질환에 대한 이야기를 끌어내는 능력을 가진 의사이다. 일상적인 대화 속에 오래된 관계처럼 편안해지면 환자는 질환의 히스토리는 물론, 치료에 대한 무한 신뢰를 보여준다. 참된 진료는 그때부터 시작된다. 이럴 경우 환자의 치료는 예후도 좋다.

환자의 입장에서는 자신의 질환을 제대로 이해하고 알아주는 의사를 만나는 것이 소망이다. 그러기 위해 의사는 환자에게 현재의 의료현실에서 불과 몇 분에 지나지 않는 진료 시간은 자명종 시계처럼 째깍거린다. 기다리는 환자를 생각하자면 마음은 급하지만 주어진 시간 동안은 앞에 앉은 환자의 통증에 온전히 충실해야 한다. 환자와의 거리를 좁히고 친밀감을 더없이 형성해야 한다.

공감 없는 치료는 의술이 아닌 상술에 지나지 않는다. 의사에 대한 불신은 치료 효과도 난망할뿐더러 환자의 병을 깊게 만든다. 이를 제어하는 가장 좋은 치료의 시작은 의사의 친절함이다.

가을을 지나 속절없는 계절은 우악스러운 감염병과 감기까지 동반한 겨울로 진입하였다. 대기실 환자들의 기다림도 길어지고 있다. 이럴 땔수록 환자들에게 '친절한 태환 씨'로 불리길 소망하는 이유, 참된 의사의 길을 여전히 찾고 있기 때문이다.

- 글로벌경제신문. 2021. 12. 03

꽃보다 아름다운 이름

꽃은 인간의 관계에서 아름다운 쓰임이 된다. 축하와 고마움을 대신하기도 하고 누군가의 죽음 앞에서는 추모의 마음을 표현하기도 한다. 사랑하는 이에게는 형형색색의 꽃으로 언어를 대신 에둘러 마음을 드러내기도 한다. 때로는 야만의 권력에 저항하는 무기가 되기도 한다. 홀로도 아름다운 꽃은 무리지어 피어날 때는 더더욱 절정의 자태를 뽐내며 평화와 연대의 상징으로 만개한다.

보낸 이의 정성이야 말할 나위 없이 귀하지만 화환은 때론 건조하다. 큼지막한 사람의 이름을 걸고 휘황찬란하게 꽃 치장을 했지만, 격식의 이름이기 때문이다. 사회적 지위를 도드라지게 과시하는 화환을 보며 꽃의 자태에 감탄하는 이가 없는 이유이기도 하다. 꽃 한 송이 만나는 일도 발품을 팔지 않고서는 힘들다. 때론 담장 밑, 후미진 거리의 길섶에서 우연한 만남도 있겠지만 그 우연은 흔치 않다. 관계를 대신해주는 꽃이기에 더더욱 그렇다.

속씨식물의 생식기관인 꽃에는 인간의 모든 희로애락이 투영된다. 인간의 감정선에 잇닿아 있는 꽃은 그래서인지 사람 이름에도 유독 많이 쓰인다. 세계적으로 사람의 이름에 널리 쓰이는 이름은 아마 '나리'일 듯싶다. 한국에서는 '나리', 일본에서는 '유리'이며, 영어로는 '릴리'가 그렇다. 2008년도부터 한글 이름이 유행된 이후에는 '나리'라는 이름을 가진 사람도 유독 많아졌다. 어감도 참 좋다. 꽃은 그렇게 사람의 이름으로 불리 울 때 더 아름답다.

'이름'은 순우리말이다. '무엇이라고 말하다'라는 뜻의 동사 '이'에서 파생된 명사이다. 쓰임에 따라 평판이나 명성을 뜻하기도 한다. 사람이 가지고 있는 이름, 곧 다른 사람들이 나를 부르는 이름도 우리의 사람됨을 위해서 중요한 의미를 가진다. 우리는 한 사람을 하나의 이름으로 부름으로써 그를 독립적 존재로 인정해준다. 반면 직책과 호칭은 사회적인 지위를 대변할 때가 많다. 지위에 대한 갈망은 호칭에 대한 집착으로 나타난다. 작가 알랭 드 보통은 '불안'에서 "인간의 가장 큰 불안은 자신이 원하는 지위에 오르지 못할 것이라는 불안."이라고 역설했다. 그의 또 다른 작품인 '낭만적 연애와 그 후의 일상'에서는 결혼한 한 커플의 삶을 통해 일상의 범주에 들어온 사랑에 대해 통찰한다. 평생을 함께할 확신이 드는 사람을 만났는데도 사랑의 위기가 빈번하고 더 크게 파멸을 맞기도 하는 것에 대해 그는 "사랑은 열렬한 감정이라기보다 기술이라는 말로 응축된 유연한 사랑의 방식."이라고 이야기한다. 맞는 말이다. 삭막하고 고단한 일상에서 유연한 사랑의 방식은 정형화된 관념이 아닌 친밀감의 일상화이다. 그 미더움에 꽃보다 아름다운 이름을 자주 불러주는 것만큼 유연함이 어디 있으랴. 결혼 후 자녀의 이름이 호칭이 되는 아내에게 본래의 이름을 불러주는 것만으로 알랭 드 보통의 '낭만적 연애와 그 후의 일상'은 실체적으로 구현된다.

　데일 카네기의 인간 관계론은 세계적으로 6,000만 부가 넘는 경이적인 판매고를 올린 책이다. 평소 인간의 차이를 반영하지 않은 자기개발서를 탐탁하지 않게 여겨오던 차였지만 카네기의 인간 관계론은 보편적 인간의 본능에 부합되는 책이다. 카네기는 "사람들이 나를 좋아하게 만드는 방법은 무엇일까? 그들에게 진심을 가지고 웃는 모습을 보여주며 상대방의 이름을 불러주어라. 명료하고 누구나 실천할 수 있는 일이다. 관심을 가져주는 것은 그 사람에게 큰 힘이 된다."라고 역설한다.

시인 김춘수도 "내가 그의 이름을 불러 주었을 때 그는 나에게로 와서 꽃이 되었다."라고 했으니 동서양을 막론하고 사람의 이름을 불러 주는 일은 관계에서의 최고치인 듯싶다. 나지막한 목소리로 불러주는 이름은 더 정겹다.

나는 환자들의 이름을 부른다. '김쾌차님', 더불어 직원들에게도 직책보다는 이름을 부른다. 그들이 불쾌해하지 않는다면 말이다. 이름을 불러주는 것은 꽃을 선물하는 것이라는 굳은 신념에서이다. 어린 시절 부모님이 지어주신 이름이 호칭의 전부였던 시절, 정신과 몸은 훌쩍 성장했지만 이름을 불러주는 것만으로 타자와의 거리는 유년의 기억으로 살포시 소환된다. 친근함은 배가된다. 존재는 위로받는다.

난 그래서 오늘도 환자의 이름을 달달 외운다. 꽃보다 아름다운 사람의 이름이기 때문이다.

- 이뉴스투데이. 2020. 07. 20

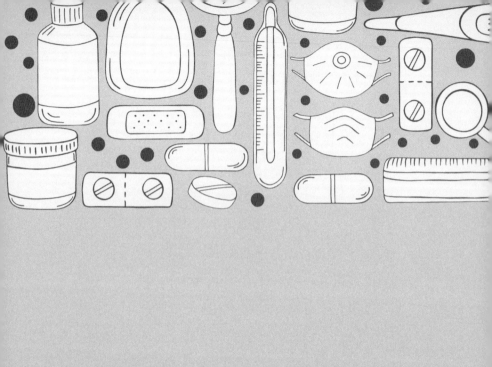
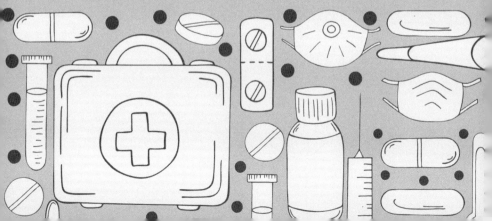

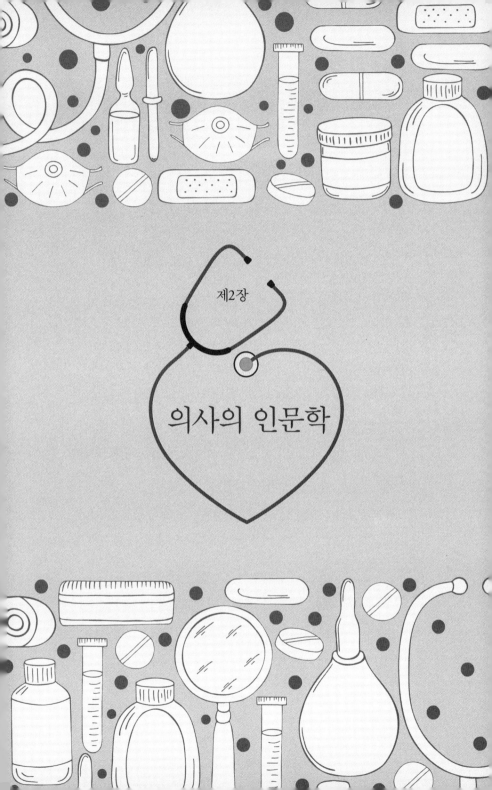

제2장

의사의 인문학

인간의 면역은 행복이었다

의학은 인류 역사와 함께 진일보해 왔다. 숱한 질병으로부터의 희생 속에서 피어난 임상경험은 오늘날 의학의 이론적 토대가 되었다. 세계보건기구는 신체적·정신적·사회적 안녕의 완전한 상태라고 '건강'을 정의했다. 건강을 유지하고 향상시키는 것을 목적으로 하는 의학은 생명과학이다. 무릇 모든 과학은 철학을 기초로 함은 당연하다. 그래서 태동한 것이 의학철학이다.

의사라면 누구나 경험했을 그리스의 의성, 히포크라테스 선서의 배경에는 앞서 언급한 의학철학이 서양의학의 근본이 되기 때문이다. 잘 알려지지 않은 사실이지만 그 유명한 히포크라테스의 명언 '인생은 짧고 예술은 길다'는 사실, 의사의 '인생은 짧고 의술은 영원하다'라는 의미였다. 의사가 되기 위해 히포크라테스 선서를 하는 이유가 여기에 있다. '한 번 해병은 영원한 해병'이라는 당찬 결기와도 같다. 의대를 졸업하던 날, 의료의 윤리적 지침을 읽어 내려가던 내 마음의 다짐도 그러했다.

오늘날 현대의학은 비약적 발전을 이루었다. 그러나 모든 질병의 퇴치는 요원하다. 환경의 파괴는 듣도 보도 못한 바이러스 출현을 야기했고 여전히 우린 그들과 투쟁 중이다. 전 인류가 고통 받고 있는 '코로나19'가 그렇다. 전염병이 창궐할수록 의학에 대한 대중의 신뢰는 균열되고 있으며 현대의학에 대한 철학적 반성으로 의학철학을 주목하게 된다. 사회적 거리두기를 강제하는 코로나의 역습으로부터 의료인문학이 공동체 재구성에 주요한 단초로 작용할 수 있을 것이라는 기대도 있다. '의료 인문학'을 주제로 글을 쓰는 배경이기도 하다.

돌이켜보면 히포크라테스의 의학철학은 전능한 신께 치료를 간구하는 비현실적인 영역에서 벗어나야 한다는 것이었다. 그가 치료 원리로 주창한 사체액설은 모든 질병의 원인은 자연에 있고, 자연에 의해서 인체를 구성하는 4가지 액체의 흐름이 원활하지 않을 때 질병이 생긴다고 보았다. 담즙의 흐름을 원래대로 돌리는 것이 가장 적절한 치료라고 믿었다. 이런 그의 철학은 현대 서양의학의 기초가 되었다. 일찍이 인간의 면역력이 모든 질환의 가장 효율적 대응이라는 진실에 최초로 다가선 것이다.

히포크라테스 이후 그리스는 2008년 9월 세계 금융위기의 직격탄을 맞았다. 서유럽의 작은 나라였던 그리스는 유로존을 비롯해 국제사회에서 빌린 돈을 갚지 못하여 디폴트 위기에 빠졌다. '파르테논 신전' 같은 돌덩어리 빼고는 국내외 자산이 각국으로 팔릴 위기에 직면하게 된 것이다. 2017년 개봉한 크리스토퍼 파파칼리아티스 감독의 옴니버스 영화 '나의 사랑 그리스'는 당시 시대상을 고스란히 보여주는 묵직한 이야기이다. 나라의 경제 위기가 일상이 된 세상을 세 편의 각기 다른 자화상으로 그려낸다. 인간의 행복에 대해 근원적 성찰을 안겨주는 잔잔한 풍경은 위기 속에서도 사람에게 희망을 찾는 지혜를 보여준다. 그렇다, 인간의 면역은 행복이었다. 히포크라테스의 사체액설의 정수라 치환해도 과하지 않을 터이다.

하나 더, 그리스 문학을 세계적인 반열에 올려놓은 니코즈 카잔차키스의 소설, '그리스인 조르바'는 의사로서의 삶의 좌표를 확인시켜준 작품이었다. 세상 사람들로 하여금, 한 번뿐인 삶을 가치 있게 살아갈 방법에 대해 조르바는 조언한다. 이념과 제도로에 얽매이지 않고 온전한 자신에 집중하며 불합리한 상황에 당당히 맞서라고 말이다. 조르바의 삶의 태도는 의료현장에서 질곡의 시간들을 헤쳐 온 위로였으며 힘이었다. "낡은 세계는 확실하고 구체적이다."라는 문장은 카잔차키스가 인류에게 말하고 싶었던 메시지를 함축한다. 그것은 박제된 윤리만이 추구되는 세상에 대한 항변이었을 것이다. 어찌 변하지 않은 가치가 있을 것인가. 변이하는 바이러스를 대하는 현대 의학의 경직성은 없던 것일까. 의술이 권위적이지 않아야 할 이유이다.

끈덕지게 우리를 괴롭히는 코로나19도 언젠가는 누그러질 것이다. 그러나 우리 사회에 남긴 생채기는 곪은 상처의 진물처럼 오래갈 것이다. 코로나19로 격리된 사회를 살며 이제 우리는 의술의 휴머니즘의 현주소를 묻고 있다. 유발 하라리의 예측대로 생명공학의 발전은 '신이 된 인간 Homo Deus'으로 나아갈지도 모른다. 그러나 단언할 수 있는 사실은 인간은 완벽하지 않다. 한 치 앞을 못 보는 존재이다. 의술의 인문학적 접근은 인간의 한계를 인정하고 이를 극복해나가는 가장 좋은 치료의 마중물이 될 것이다.

- 글로벌경제신문. 2021. 07. 01

의사 탈리아코치의 유산

코 수술의 역사는 유구하다. B.C 6세기 인도에서 처음 시작되었다. 간통의 형벌로 인해 잘린 코를 복원하려는 목적에서 시행되었다고 전해진다. 코를 자르는 형벌은 고대 중국의 5대 형벌 중 하나였다. 서양에서도 패배의 상징으로 코를 베는 형벌이 있었다. 잘린 코는 육신의 고통과 함께 수치심과 모욕감을 심어놓았다. 잔혹한 이 형벌은 동서양을 막론하고 오래도록 지속되었다. 코 수술은 이마의 피부를 떼어다가 코를 복원시켰다고 한다. 이러한 성형수술은 페르시아와 아랍을 거쳐 서양으로 전해지며 파탄의 역사에서 회복의 역사로 전환되는 인술의 시작이었다.

르네상스 시대, 매독이 대유행하였다. 스페인의 아메리카 원주민에 대한 끝없는 물질적 탐욕이 수은 중독을 불러왔다면 유럽에서의 매독은 방탕한 육체적 탐욕이 불러온 질병이었다. 프랑스 황제 샤를 8세는 5만 명의 용병으로 이탈리아 나폴리를 압박했다. 스위스, 스페인, 벨기에에서 모여든 병력 안에는 놀랍게도 800명의 매춘부가 포함되어 있었다. 나폴리가 함락되고 나자 이들은 성적으로 문란했고 전쟁이 끝난 후 용병과 매춘부는 온 유럽으로 매독균을 슈퍼 전파했다. 이탈리아, 프랑스, 스위스, 독일로 급속히 번져 나갔고 5년 후에는 덴마크, 스웨덴, 영국, 그리스, 폴란드, 러시아까지 전파되었다. 이로 인한 감염 환자는 '코로나19'만큼이나 유럽에서 급증했다.

매독균에 대한 당시의 시대상을 엿볼 수 있는 책이 있다. 미국의 과학저술가인 아노 카렌의 흥미진진한 역저, '전염병의 문화사(원제 Man and Microbes)'이다. 그는 책에서 "성 매개 질병이라 불리는 매독은 전신에 고름 덩어리를 만들었으며 심한 경우 궤양이 뼈를 파고 들어가 코와 입술 등이 녹아내렸다. 성행위를 매개로 전염된다는 사실과 고통스럽고 혐오스러운 증상 때문에 사람들은 매독을 죄악의 징표라 생각했다. 프랑스에서는 '이탈리아병', 이탈리아에서는 '프랑스병', 네덜란드에서는 '스페인병', 러시아에서는 '폴란드병', 터키에서는 '가톨릭병'이라 부르며 서로 상대방에게서 옮았다고 책임을 전가하기에 급급했다."라고 기술했다. 1928년 페니실린이 발견되기 전까지 매독은 불치병이었다. 인류 공동체에 대한 연대는 없었고 인간 분열의 자화상으로 매독균은 공포스럽게 군림했다.

매독균에 감염된 이들은 콧대가 내려앉는 '소위 안장코' 환자들이었다. 매독균에 의해 구멍만 남은 '낮은 코'에 대한 감염자들의 수치심과 고통은 애절했다. 이들을 보며 세계에서 가장 오래된 역사를 가지고 있는 이탈리아 볼로냐 의대의 교수였던 가스파레 탈리아코치는 누구든 코가 없다면 반드시 불행할 것이며 이 불행은 사람을 충분히 병들게 한다고 생각했다. 그는 매독 환자의 코 성형을 '재건성형'에 포함시키고, 팔의 피부를 이용하는 코 재건성형을 사용했다. 코 성형의 선구자인 셈이다. 그의 저서 '이식재건성형론'은 오늘날에도 학술적 가치가 매우 높다.

그는 '이식재건성형론' 서문에 "우리는 자연이 선사했지만 운명에 의해 빼앗긴 부분을 복원하고, 재건하고, 그리고 온전케 합니다. 이는 눈을 즐겁게 하기 위함이 아니라 영혼을 회복하여 고통받는 사람들의 마음을 위로하려는 것입니다."라고 썼다. 그는 얼굴과 성격, 몸과 마음을 연결 짓는 많은 이론을 주장했다. 그의 성형은 단지 얼굴을 아름답게 꾸미는 '미용'이 아닌 육체의 본래 형태를 지향하며, 이상적인 형상을 재창조하는 '재건'이 목적이었다. 코 성형의 도덕적 가치라 할만하다.

그에 대한 교회 지도자들의 평가는 박했다. 그의 코 재건성형 기술을 인간의 미용성형에 사용하는 것을 신에 대한 모독으로 간주했기 때문이다. 이러한 흐름 속에 탈리아코치는 사후, 끝내 이단으로 몰려 교회 묘지 매장을 거부당했다. 그러나 코에 인생을 건 나는 의사로서, 탈리아 코치의 후배로서, 그가 남긴 반듯한 유산을 의료현장에서 실천하려 한다. 그가 옳았기 때문이다.

- 안태환의 의창(醫窓)

미충족 의료

    현상을 고찰할 때, 객관적 근거로 제시되는 통계청의 '2019 고령자 통계'에 따르면 노인 3명 중 1명은 경제활동을 한다. 65세 이상 노인 고용률은 32.9%를 기록했다. 나아가 2017년 기준, 은퇴 노령층의 상대적 빈곤율은 경제개발협력기구 나라 중 44%로 가장 높은 수준이다. 아이들은 줄어들고 나이가 들어가는 이들이 많아지는 대한민국이지만 저소득 고령층의 삶의 질은 날로 저하되고 있다.

    사회적 약자에 대한 시선을 놓지 않았던 영국 태생, 여든네 살의 노장, 켄 로치 감독의 마스터피스 '나 다니엘 블레이크'는 은퇴 후 일상을 살아가는 다니엘을 통해 관료주의의 그늘인 탁상행정의 민낯을 보여준다. 인간에 대한 체온 없는 행정 절차에 포획당한 복지 시스템에 분노하지만 끝내는 그 제도에 의탁해야 하는 도탄의 현실을 그려낸다.

갑작스러운 심장마비 후유증으로 평생 해왔던 목수 일을 중단한 다니엘은 의사로부터 안식을 권유받지만, 질병 수당은 기각된다. 소시민 다니엘은 제도 장벽을 향한 부단한 이의를 제기하지만, 권위와 절차에 좌절한다. 비상식적 상황들에 처한 그의 막막한 현실은 의료복지의 사각지대가 선진국인 영국에도 엄연히 존재함을 드러낸다.

미충족 의료는 의료적으로 필요한 의료서비스를 받지 못하는 것을 의미한다. 낮은 경제적 수준이나 건강 상태와 같은 요인들이 미충족 의료에 영향을 미친다. 저소득층과 1인 가구인 고령층, 나아가 여성일수록 미충족 의료를 경험할 가능성은 크다. 영화 '나 다니엘 블레이크'에서의 등장인물들도 그랬다. 우리 국민 10명 중 1명은 여러 이유로 병원조차 제대로 가지 못하는 상황에 직면해 있다. 의료복지의 사각지대에 존재하는 것이다.

치료의 사각지대에서 소외된 사회적 약자의 길은 선로가 끊어져 더는 길이 없는 아포리아의 상태이다. 이들에 대한 무감각은 공동체 정신의 퇴보이다. 의사 직업의 일상은 늘 슬픔과 고통에 직면한다. 어느 순간 그 앞에서 무감각해질 수도 있을 것이다. 그러다 보면 타인의 고통에 대해 공감의 인색함을 수반하기도 한다. 인생의 끝자락에서 사람의 삶이 본디 모질고 지난한 것이라고 체념해버릴 때 슬픔과 고통 앞에서의 태도는 건조해질 수밖에 없다. 그럴 때 의료 사각지대에 방치된 환자의 고통은 배가 된다. 의사에게 있어 아픈 환자는 참을 수 없는 존재의 무거움이다. 인술이 사람에 대한 최소한의 존중이라는 결기를 곧추세우는 태도는 의사로서, 한국 사회 시민으로서의 마땅한 도리이다.

배려와 나눔의 너른 시선은 사회 공동체의 최우선 가치임은 두말할 나위가 없다. 아파도 병원에 가지 못하고 제때 치료를 받지 못하는 이들에 대한 사회적 공감은 누구도 비켜 갈 수 없는 나이 듦에 대한 내 문제로의 받아들임이다. 노동할 능력도, 함께 할 가족도 없는 이들이 스스로가 무기력해지고 병들어 갈 때 사회적 공감은 그래서 더 절실하다.

불편한 진실이지만 우리 사회는 보편적 고통을 감내하길 요구받는 시대에 직면해 있다. 보편적 이윤을 남기려는 경제 시스템이 위기에 봉착했기 때문이다. 이것은 코로나19로 인해 더더욱 가속화되었고 세계적 흐름이다. 모든 국가는 이럴 때, 복지의 평준화를 선택한다. 예외는 없다. 이 모진 팬데믹의 굴곡진 계곡을 건너가며 보편성이라는 대의 명제의 그늘에서 미충족 의료의 사회적 문제는 부차적인 문제로 전락할 가능성이 농후하다.

구석구석, 소외된 이웃에 대한 세밀한 의료서비스가 그 어느 때보다 중요한 사회적 의제가 되어야 하는 것은 몹쓸 감염병 앞에 유독, 사회적 약자들이 무기력하기 때문이다. 미충족 의료는 국격의 수준이다. 적어도 아픈 이들이 치료를 받아야 할 권리가 보편적 복지의 기준이 되어야 하는 이유이기도 하다.

- 쿠키뉴스. 2021. 07.08

마스크의 사회학

역사를 거슬러 올라가 보면 마스크는 인류의 수많은 희생에서 탄생했다. 1918년 스페인 독감은 널리 알려진 인류사의 비극적 사건이다. 그해 초여름에 발현하여 1920년까지 전 세계에 대유행했다. 팬데믹의 시초다. 전 세계 인구의 10%에서 27%가 감염됐다. 사망자는 최대 5,000만여 명에 이르러 세계 인구의 3%가 사망했다고 알려져 있다. 공포스럽다. 1952년 영국 런던시는 괴기스러운 스모그에 휩싸여 1만2000명의 사망자와 10만 명의 호흡기 질환자가 발생했다. 1943년 미국 LA에서도 스모그로 수많은 시민이 고통을 겪게 됐다. LA의 거대한 자동차 산업과 공장들이 배출해내는 오염물질이 스모그의 원인으로 지목됐고 이를 계기로 사람들은 대기 중의 오염물질을 걸러줄 마스크의 필요성에 관심을 갖게 됐다.

20여 년 전부터 봄철이면 중국에서 날아드는 황사와 계절을 안 가리는 미세먼지의 엄습에 우리에게도 마스크는 일상이 된 지 오래다. 진일보한 현대식 마스크는 디자인과 사용 재료가 보다 정교해졌지만 여전히 착용은 불편하다. 호흡이 쉽지 않기 때문이다. 그러나 전 세계가 '코로나19'와 치열하게 싸우는 가운데, 마스크 착용은 전염병을 막기 위한 타인의 배려가 됐다. 더불어 사회적 연대를 확인하는 상징이 됐다.

시중에서 판매되는 마스크는 총 세 가지 등급이 존재한다. 'KF80'은 평균 $0.6\mu m$ 크기의 미세입자를 80% 이상 걸러내며 'KF94', 'KF99'는 평균 $0.4\mu m$ 크기 입자를 94%, 99% 이상 필터링한다. 실제로 미세먼지 차단 효과가 크고 얼굴에 밀착률이 높은 마스크를 착용할 경우 역으로 호흡기 질환 환자에게는 좋지 않다. 미세먼지 제거율이 높다는 건 흡입 공기를 그만큼 빨아들이지 못한다는 반증이기 때문이다. 특히 만성적인 호흡기, 심장 질환 또는 다른 의학적 문제가 있는 경우 N95 마스크를 사용하기 전 의사와 상담을 하는 것이 먼저이다. N95 마스크가 착용자의 호흡을 더욱 곤란하게 만들 수 있기 때문이다.

호흡을 보다 편하게 하고 외부로부터 감염을 효과적으로 막아 줄 마스크의 바른 착용법을 제안해본다.

미세먼지 마스크는 '일회용'

먼저 미세먼지 마스크는 마스크에서 발생하는 정전기가 미세먼지를 끌어당기는 필터 역할을 한다. 따라서 사용 후 세탁을 하게 되면 모양이 변형돼 기능을 유지할 수 없다. 한 번 사용한 것만으로도 이미 먼지나 세균에 오염되어 그 기능이 떨어질 수 있기 때문에 재사용해서는 안 된다. 따라서 마스크 겉면을 만지는 것도 조심해야 한다.

상하 구분해서 착용

약국 등 시중에서 판매되는 마스크는 상하 구분이 있다. 기능이 강화된 마스크일수록 상하 구분이 명확하다. 손으로 마스크를 만져 보면 철심이 삽입된 부분이 코에 밀착해야 될 부위다.

마스크 덧대기 금물

여성들의 경우 종종 화장이 묻어날 것을 염려하여 휴지 등을 덧댄 후 마스크를 사용하는 사례가 있다. 이런 경우 밀착력이 감소해 미세입자 차단 효과가 현저하게 저하된다. 따라서 마스크를 쓸 때는 덧대지 않고 그대로 착용하는 것이 유용하다.

마스크의 잦은 손 접촉 자제

우리 인체 손에는 잦은 사용에 따른 많은 병균에 노출돼 있다. 따라서 마스크 겉면을 손으로 만지면 안 된다. 벗을 때는 끈을 잡고 벗는다.

외부공기 유입 확인

마스크 착용 후 '후~' 하고 공기를 불어넣어 누설 여부를 확인한다.

이처럼 마스크를 챙기는 것 외에도 코로나바이러스와 미세먼지로부터 우리 몸의 호흡기를 보호하는 기본 수칙이 있다. 바로 잦은 손 씻기이다. 손을 씻을 때는 흐르는 물에 30초 이상, 비누를 이용해 손바닥과 손톱 밑까지 꼼꼼히 씻는 것이 좋다. 특히 식사 전후, 외출 후, 운동 후, 기침 후 등 자주 씻을수록 좋다. 손 씻기는 아무리 강조해도 지나치지 않는 필수적인 예방수칙이다.

마스크는 그 사회의 역사, 감염병의 경험, 문화적 규범의 산물이다. 동양과 달리 서양 일부 국가에서 마스크에 대한 찬반 양론도 그 이유일 것이다. 수많은 인류의 희생을 낳았던 스페인 독감 이후 100년 만에 다시 찾아든 '코로나19'의 거대한 팬데믹. 그러나 우리는 반드시 해답을 찾을 것이다. 그전에 마스크 착용의 일상화는 잊지 마시라. 프레쉬한 호흡기 건강을 위해 착용법 수칙도 기억하시라.

- 이뉴스투데이. 2020. 04. 03

감기의 역사

인간에게 가장 흔한 질환인 감기는 그 발병 원인이 1950년 대에 이르러서야 규명되었다. 인류 최초의 의학서인 에베루스 파피루스(Eberus Papyrus)는 기원전 1550년경 이집트의 신관(神官) 문자체로 기술돼 있는데 감기에 대한 증상과 치료방법이 상세하게 적혀있다. 이렇듯 감기는 먼 고대로부터 인간과 함께 해왔다. 그러고 보니 감기의 영어 표현인 'cold'는 추운 날씨에서 오는 증상과 유사해서 그리 명명된 듯하다.

감기의 순우리말 표현인 '고뿔'은 '코'의 옛말인 '고'(鼻)와 '불'(火)의 합성어로 감기에 걸리면 코끝에서 뜨거운 기운과 함께 콧물이 나오는 증상을 의미한다. 16세기 문헌에는 '곳블'로 표기됐다. 감기의 역사만큼 오래전부터 그렇게 불려 왔을 것이다. '곳블'은 '코에서 나는 불'로 해석해도 무방하다. 증상이 그러하니 선조들이 참으로 지혜롭다. 이러한 감기를 인간은 평생 300번 정도 앓는다는 통계도 있다.

유사 이래 만병의 근원으로 평가받는 감기, 특히 독감은 날씨가 춥고 건조하면 발병하기 시작하고 전염이 매우 잘 된다. 바이러스 내에서 유전자 돌연변이가 지속적으로 이루어져 면역이 없는 항원을 가진 바이러스가 출현해 급속하게 퍼져나가기 때문이다. 코로나19의 변종 가능성을 우리가 염려하는 이유가 여기에 있다. 변화무쌍한 바이러스는 인류에게 백신 개발의 커다란 지난함을 안겨주기 때문이다.

감기는 바이러스에 의해 코와 목 부분을 포함한 상부 호흡기계의 감염 증상으로 재채기, 코막힘, 콧물, 기침, 인후통, 두통, 미열 및 근육통과 같은 증상이 수반되지만 면역력이 있는 사람들의 경우 대개는 특별한 치료 없이도 저절로 치유된다. 그렇다고 만만히 다룰 질환이 아니다. 급성중이염, 부비동염 (축농증), 폐렴 등 합병증을 수반하는 경우가 있기 때문이다.

임상적으로 200여 개 이상 서로 다른 종류의 바이러스가 감기를 일으킨다고 알려져 있다. 그중 30~50%가 리노바이러스(Rhinovirus)이고 10~20%가 코로나바이러스(Coronavirus)이다. 알려진 대로 감기 바이러스는 사람의 코나 목을 통해 들어와 감염을 일으킨다. 감기 바이러스를 가지고 있는 환자의 코와 입에서 나오는 분비물이 재채기나 기침을 통해 외부로 나오게 되면 그 속에 있는 감기 바이러스가 공기 중에 존재하다가 타인의 입과 코에 닿아 전파된다. 감기 환자와 가까이 있거나 사람이 많은 곳에 감기 환자가 있으면 감기 바이러스는 그래서 잘 전파된다. 코로나19에 따른 사회적 거리두기의 이유이다. 이러한 호흡기 감염 경로 외에 감기 환자의 호흡기 분비물이 묻어있는 물건 등을 접촉한 후 그 손으로 눈이나 코, 입 등을 비볐을 때도 감기 바이러스는 여지없이 감염된다. 코로나19 안전 수칙과 다를 바 없다.

감기는 흔한 질환이지만 고통을 수반하며 일상생활에서의 불편함을 초래한다. 더군다나 요즘같이 코로나19로 전 인류가 고통받는 시기에 감기에 걸린다면 난감하다. 기침이라도 할라치면 오해받기 십상이기 때문이다. 감기는 인스턴트 음식보다는 신선한 식품을 섭취하고 늘 수분을 섭취하며 충분한 휴식만으로도 사전에 예방할 수 있다. 요즘같이 일교차가 심한 날씨에는 머무는 공간에 적절한 습도를 유지하는 노력도 필요하

다. 물론 음주와 흡연은 면역을 떨어트리기에 감기를 유발한
다. 봄철 감기에도 '사회적 거리두기'는 유효하다.

- 이뉴스투데이. 2020. 04. 17

봄철, 알레르기성
비염에 대한 브리핑

코 질환은 남녀노소 구분 없이 발병하는 흔한 질환이다. 대부분 콧물이 흐르면 코감기로 자가진단한 후 감기약을 복용하는 경우가 많다. 하지만 코뿐 아닌 코 주변 피부와 눈까지 가려운 것은 대개 알레르기성 비염 증상이다. 특히 알레르기성 비염 환자들은 지금처럼 일교차나 꽃가루가 날리는 봄철에는 그 증상이 더 심해진다. 그러나 콧물은 간단히 지나갈 증상이 아닌 경우도 있다. 콧물을 가벼이 여기다간 큰코다친다. 급성 감염성 질환, 당뇨병, 동맥경화증 등 질환의 전조증상이기 때문이다. 혹여 콧물과 함께 발열, 기침, 가래, 두통 등 전신적인 증상이 나타날 때는 가볍게 넘기지 말고 반드시 가까운 동네 병원을 찾아 이비인후과 전문의의 진찰을 받아야 한다.

　무심코 흐르는 콧물은 의외로 내 몸의 질환을 설명해 주는 경우가 많다. 맑고 투명한 콧물, 누런 콧물, 냄새나는 콧물, 갈색 콧물 등 콧물의 형태로 알 수 있는 콧속 질환의 종류는 참으로 다양하다. 가장 먼저 투명하고 맑은 콧물은 흔히 말하는 감기나 알레르기성 비염일 가능성이 크다. 주로 호흡기 질환 초기에 많이 나타난다. 2주 이상 콧물이 멈추지 않고 재채기, 눈의 충혈, 가려움증이 동반되면 감기보다는 알레르기성 비염과 다른 질환들을 의심해 보는 것이 합리적이다. 알레르기성 비염이 발병하는 원인은 크게 유전적인 영향과 꽃가루나 진드기 등 외부적 영향에서 기인한다. 부모가 알레르기 환자라면 유전될 확률은 무려 50~80%에 달한다고 의학계에서는 보고되고 있다.

　주지하다시피 비염은 코의 염증이다. 다시 말해 코에서 발생하는 거의 모든 질환을 '비염'이라 불러도 무방하다. 하지만 통상적으로 콧물, 코막힘, 재채기, 가려움 등으로 콧속이 충혈되고 콧살이 붓는 환자는 한 걸음 더 들어가 알레르기성 비염 환자라고 통칭한다. 알레르기성 비염 환자들의 경우 치료를 받지 않고 방치하면 코안에 고름이 고이는 축농증(부비동염)으로 악화하기도 한다. 이에 대한 진단은 간단한 엑스레이 촬영만으로도 질환 확인이 가능하다.

비염은 그 종류가 다양해서 무려 10여 종에 이른다. 크게 알레르기성 비염과 구조성 비염으로 나뉜다. 알레르기성 비염은 성장기 때 체질적으로 발생하며, 구조성 비염은 코를 다친 후 시간이 지나 사춘기 이후나 성인이 된 후에 발병된다. 증상과 종류에 따라 치료법이 다른데 알레르기성 비염은 주변 환경개선과 약물치료가 주가 된다. 만약 알레르기성 비염과 구조성 비염이 겹쳐서 발병된 경우 좁아진 콧속을 넓혀주고 처방에 의한 약물치료를 병행함으로써 더욱 효과적인 비염 치료를 기대할 수 있다. 이 같은 병행치료로 드라마틱한 효과를 보는 경우가 많다.

필자도 그러하지만, 재채기와 콧물 증상은 보통 아침에 일어날 때 가장 심했다가 오후가 되면 나아진다. 그러나 콧물이 동반된 비염은 코 막힘 증상으로 일상생활에 지대한 영향을 끼친다. 종일 두통이 수반되는 경우도 있고 눈, 목, 귀 등 얼굴 전체에 가려움증이 나타날 수도 있다. 여간 괴롭고 고통스러운 질환이 아닐 수 없다.

병원을 찾은 알레르기 비염 환자들은 대개 항히스타민제를 처방받는다. 이 약물은 재채기나 콧물, 가려움증을 가라앉힌다. 의약품 기술이 발전하면서 약을 먹고 어지러움이나 졸음이 몰려오는 부작용을 완화해준다. 개인별 증상에 따라 치료 방법도 확연히 달라진다. 알레르기성 비염 초기에는 항히스타민제와 같은 항알레르기 약물이 처방된다. 재채기와 콧물, 코막힘이 모두 발생하면 스프레이 방식의 스테로이드제나 혈관 수축제로 치료한다. 코 막힘이 심해 일상생활을 하기 어려운 경우에는 적극적 치료 방법으로 수술이 필요하다. 수술은 레이저로 콧속 점막을 태워 콧속 점막의 민감도를 떨어뜨리고 부어있는 콧속 점막의 부피를 줄여주는 수술을 병행한다.

알레르기성 비염에서의 고통을 해소하는 예방 방법은 꽃가루의 집안 유입이나 집먼지진드기 등 알레르기를 일으키는 근원적 항원을 사전에 차단하는 것이다. 오랜 기간 증상이 지속되는 알레르기성 비염은 실내의 알레르겐이 원인인 경우가 많은데 집먼지진드기가 가장 대표적이기 때문이다. 집먼지진드기는 고약하게도 사람의 비듬을 먹고 산다고 알려져 있다. 이 진드기의 배설물과 찌꺼기 등이 미세한 먼지가 되어 인체의 코안으로 유입, 알레르기성 비염을 유발한다. 비염으로 고생하는 환자들에게 집안의 청결이 중요한 이유이다.

한 가지 더 당부드린다면 요즘처럼 꽃가루가 연일 흩날릴 때는 코로나19에 대한 선제적 예방 측면에서도 그러하지만, 반드시 마스크를 착용하여 외부 요인에 의한 알레르기성 비염의 발병 가능성을 예방하는 일이다. 속절없지만 '마스크 착용'이 필수가 되는 시대에 우리는 살고 있다.

- 이뉴스투데이. 2020. 04. 28

전염병을 대하는 오리엔탈리즘

　미증유의 전염병 코로나19를 겪으며 언택트 트랜드를 따라가다 보니 심심치 않게 영화 다시 보기를 실천하는 일상이 늘고 있다. 한 치 앞을 못 보는 인간의 한계와 달리 영화는 인류의 오늘을 예측한다. 바이러스를 소재로 한 '컨테이젼'과 '아웃브레이크'가 그렇다. 넷플릭스에서 개봉한 한국영화 '킹덤'도 그 옛날, 조선을 배경으로 하지만 전염병의 환난을 그려낸다는 점에서 그 연장선에 있는 영화이다. 개인적으로 선호하는 감독인 스티븐 소더버그 감독의 '컨테이젼'과 볼프강 페터젠 감독의 '아웃브레이크'는 각 1995년과 2011년에 개봉한 오래된 영화이다. "아무것도 만지지 마라! 누구도 만나지 마라!"의 '컨테이젼' 속 대사는 팬데믹 이후 사회적 거리두기가 일상화된 우리에게 의미심장하다.

'컨테이젼'과 '아웃브레이크'는 둘 다 바이러스 숙주를 아시아에서 가져왔다는 배경을 하고 있다. '컨테이젼'에서는 홍콩 출장에서 돌아온 베스(기네스 팰트로)가 발작을 일으키며 전염병이 시작된다. '아웃브레이크'는 '모타바(에볼라 모델) 바이러스'에 감염돼 숙주가 된 야생 원숭이가 밀렵돼 한국 국적의 화물선 '태극호'를 통해 미국으로 들어오게 된다. 뜬금없는 설정은 영화를 보는 내내 불편하다. 놀라운 점은 두 영화 속 전염병을 대하는 미 정부의 대응 태도는 오늘날에도 별반 다를 게 없다.

영화 속 설정은 한국인에 대한 넓게는 동양인에 대한 편견을 서늘하게 드러낸다. 코로나19 창궐을 동양인의 탓으로 돌리는 서양인 중심의 오리엔탈리즘과 중첩된다. 지난 3월, 세계 보건기구의 팬데믹 선언 이후 코로나19는 중국 우한 지역 시장에서 식용으로 거래되던 야생동물로부터 인간에게 전파됐고 중국인들의 불편한 식생활이 원인이라는 의견이 끊임없이 제기돼 왔지만 객관적 사실로 아직 증명된 것은 아니다. 합리적 추론으로 작동하고 있을 뿐이다. 코로나19가 중국 우한에서 발병했다는 이유로 중국인을 비롯한 아시아인을 모두 바이러스와 연관시키며 혐오 감정을 드러내는 서양인들의 언행은 영화 속 이야기도 그러하지만 결코 온당한 이성이 아니다.

백신은 결국 만들어질 것이다. 바이러스 염기서열이 밝혀진 지 몇 달 만에 성공적인 임상시험 소식도 전해진다. 120종이 넘는 백신이 연구되고 있으며 10종은 임상 단계에 이미 들어섰다. 올 연말이나 늦어도 내년 말까지는 백신이 나올 거라는 기대가 차오른다. 그러나 코로나19는 팬데믹 이전과 이후로 완전히 나누어질 것이다. 예전의 일상으로 인류가 되돌아간다는 것은 사실상 거의 불가능해 보인다. 그도 그럴 것이 역사적 경험을 비춰보아도 그러하다. 창궐한 감염병은 전염된 사회 전체를 해체하고 재편했다는 것을 우리는 익히 알고 있지 않은가. 우리는 질병이 단순히 병원체를 둘러싼 의과학적 문제뿐이 아니라 인류의 연대를 해치고 인체뿐 아니라 인류의 영혼마저 분열로 치닫게 한다는 것을 경험하고 있다. 코로나19를 극복하는 방법은 오직 각 국가 간의 배려와 협업뿐이다.

서양인의 동양인에 대한 그릇된 편견은 인류의 면역은 물론 방역에도 도움이 되질 못 한다. 악화가 양화를 구축하기 때문이다. 편견은 인종 간 차이를 무시하고 특정 국가와 인종에 대한 그릇된 선입견을 바탕으로 확증편향을 불러일으킨다. 일부

서양인의 아시아인에 대한 잘못된 혐오를 스스로 합리화하고 차별을 정당화한다. 사실 따져보면 전염병이 아시아에만 시작된 것이 아니었다. 스페인 독감과 에볼라는 대륙이 각각 달랐다.

칠레 대통령을 두 번이나 지낸 의사 출신 미첼 바첼레트 유엔 인권대표는 최근 열린 인권이사회에서 "전 세계가 코로나19로 촉발된 인종 차별과 싸워야 한다."라고 말했다. "코로나19는 중국과 동아시아 민족에 대한 충격적인 편견의 물결을 촉발했으며 차별과 싸워야 한다."라고도 역설했다. 지극히 온당한 말씀이다. 바이러스에는 국적이 없기 때문이다.

-이뉴스투데이. 2020. 06. 22

임금님 귀는 당나귀 귀

손으로 만져지지만 육안으로 볼 수 없는 부위인 인체의 귀는 청각과 평형감각을 담당하는 귀하신 몸이다. 크게 바깥귀(외이), 가운데귀(중이), 속귀(내이) 세 부분으로 구성되어 있다. 귓바퀴도 역할이 크다. 음파를 모아 소리의 방향을 인지하는 기능이 있다. 사실 귀는 평소에 관리를 하기가 쉽지 않고 잘하지 않는 소외된 인체이기도 하다. 그러나 병원을 찾는 환자들 중 귀 질환에 힘겨워하는 환자가 부쩍 늘고 있다. 대표적으로 귀에서 소리가 들리는 이명 환자이다. 이명은 특정한 질환이 아니라 '귀에서 들리는 소음에 대한 주관적 느낌'을 말한다. 외부로부터의 청각적인 자극이 없는 상황에서 소리가 들린다고 느끼는 상태이다. 이뿐만이 아니다. 중이염 환자도 증가일

로다. 귀 안쪽 고막에서 달팽이관까지 이르는 중이에 염증이 생기는 세균성 감염질환이다. 두 질환 모두 환자에게는 고통이 이만저만이 아니다. 이러한 질환에 직면하기 전에 평소 귀의 이상신호에 민감해질 필요가 있다. 귀는 면역기능의 바로미터이기 때문이다. 직립보행을 하게 된 호모사피엔스의 줏대인 귀를 그간 푸대접했다면 이제라도 돌아볼 일이다.

그리스신화에는 아폴론의 눈 밖에 난 미다스왕의 긴 귀에 대한 이야기가 전해진다. 아폴론과 마르시아스 사이에 벌어진 음악 경연에서 심판관이었던 트몰로스가 아폴론의 승리를 선언하자 미다스는 이의를 제기한다. 아폴론은 자신의 권위에 도전한 미다스의 당돌함과 우둔함을 힐책하며 당나귀 귀를 주었다. 미다스는 이후 프리기아 모자로 당나귀의 귀를 가려 수치심을 보이려 하지 않았으나, 이발사에게만은 비밀을 감출수 없었다. 미다스의 머리를 깎으며 유난히 긴 귀를 본 이발사는 왕의 누설금지 엄명으로 말을 하지 못해 병이 날 지경에 이르렀다. 견디다 못한 그는 갈대숲 구덩이에 입을 대고 '임금님 귀는 당나귀 귀'라고 외치자 속이 후련해져 병이 나았다. 그러나 바람만 불면 숲에서는 '임금님 귀는 당나귀 귀'라는 이야기가 흘러나와 종국에는 백성 모두가 알게 되었다는 이야기이다. 보고도 못 본 척을 해야 되는 이발사의 고충은 제왕적 군주 체제에서 이해는 하지만 왕으로서만이 아닌 인간으로의 인권을 생각한다면 유난히 큰 왕의 귀를 군이 떠들어내는 이발사의 처신도 옳지는 않아 보인다. 이럴 때 귀는 들어도 못들은 귀가 되어야 한다. 그러나 여간해선 쉽지 않은 일이다.

우리에게도 비슷한 이야기가 전해진다. 신라 제48대 임금인 경문 대왕은 귀가 나귀의 귀처럼 길었다고 한다. 왕은 그리스 미다스왕의 프리기아 모자처럼 왕관 속에 귀를 숨겨 아무도 그 사실을 알지 못하게 했다. 그러나 왕관을 만드는 복두장만은 예외였다. 평생 경문 대왕의 비밀을 지키던 복두장은 죽음이 임박하자 미다스의 이발사가 그러했듯이 대나무 숲에 가서 큰소리로 외쳤다. "우리 임금님 귀는 당나귀 귀다!" 그 후 바람이 불면 대나무 숲에서 그 소리가 들려오곤 했는데 경문 대왕은 그 소리가 싫어서 대나무를 모두 베어버리고 산수유를 심었다고 한다. 이즈음 되면 그리스신화가 먼저인지 삼국유사가 먼저인지 가늠하기 난해하다. 너무도 유사한 이야기의 흐름이기 때문이다. 동서고금을 막론하고 타인의 신체의 비밀을 군이 발설하지 못해 안달 난 이들은 존재했다. 영원한 비밀은 없다.

두 설화에서 기다란 왕의 '귀'는 왕의 '치부'를 뜻한다. 그러나 미관상 흉할지 몰라도 귀가 크다는 것은 왕의 허물이 될 수는 없다. 귀가 크다는 것은 작고 낮은 소리도 소중하게 들으라는 뜻 아니겠는가. 그리스와 신라에서의 귀가 큰 왕의 설화는 오늘을 사는 우리에게 시사하는 바가 크다. 타인의 마음을 헤아리는 것은 어쩌면 귀다. 귀가 클수록 마음의 소리를 그만큼 잘 들을 수 있기 때문이다. 오히려 큰 귀는 경청하기에 더없이 좋지 않은가.

의사로서 경청은 환자와의 관계를 만들기 위한 기본적 자세이다. 환자의 자기표현에 귀를 기울이는 경청은 환자의 정서적인 해방이 촉진되며 질환의 경과를 이해하기에 더없이 효과적인 방법이다. 이때 의사의 귀는 당나귀 귀이어도 좋다. 길고 크다면 아픈 이의 속내를 더 잘 경청할 수 있기 때문이다.

- 이뉴스투데이, 2020. 08. 19

코끼리는 생각하지 마

유난히 큰 코를 빗대어 작명된 동물 코끼리는 여타의 동물에 비해 지능이 높고 온순하다. 인간과 쉽게 동화된다. 가장 큰 특징인 코는 윗입술과 붙어 있다. 코를 치료하고 연구하는 의사 입장에서 코끼리 코에 약 15만 개 이상의 근육이 있다는 사실은 경이롭다. 코의 근육들은 인간의 손처럼 자유자재로 움직일 수 있다. 콧소리를 통해 위험을 알리거나 초저주파를 발생해서 무리와 소통하는 것도 모두 코의 역할이다. 그래서인지 코는 코끼리의 전부이자 상징이다.

인지언어학자인 미국의 조지 레이코프의 저서 '코끼리는 생각하지 마'를 최근 다시 꺼내 들었다. 제목에서 눈치들 채셨겠지만, 계몽주의적 신념이 현실에서 왜 통하지 않는지에 대한 근원적 질문에 해답을 던져주는 인문학의 필독서이다.

우리는 언제부터인가 일탈적 나태함을 동경해간다. 그도 그럴 것이 복잡하고 지난한 사회생활에서 때론 깊은 사유는 단순함보다 스스로를 더 힘들게 할 것이라는 학습된 경험치가 작동한 탓이다. 관계 속에서 늘 상대의 말을 경청하기보다 요점만 얘기하라는 요즘 사람들을 보면 일면 이해가 되는 현상이다. 어쩌랴, 공동체에 대한 고민보다 개인에 대한 이해가 득세하는 애절한 시대적 흐름인 것을.

레이코프는 '코끼리는 생각하지 마'라고 강조하면 결국 코끼리밖에 생각이 안 난다는 지극히 평범한 인지 언어를 통해 의도된 프레임의 민낯을 지적한다. 코 박사인 내게 있어 코끼리 코의 다양한 기능을 익히 알고 있기에 레이코프의 책 작명은 그다지 적절치는 못한 것 같다. 인간의 손처럼 쓰이며 입처럼 기능하는 코끼리 코가 인지언어학의 객관적 비유로 쓰이기엔 적절치 않다는 의미이다.

주장은 있으나 설득은 취약한 사회를 우리는 살아가고 있다. 나의 기호에 부합하는 이들에 대한 인간의 호감은 당연한 것이다. 그러나 나에 대한 호감을 가지는 이들에 대해 객관적 태도를 유지하기란 여간해서 쉽지 않다. 늘 옳고 그름에 대한 사리판단이 흐려진다. 이럴 때 인식의 오류는 당연히 수반된다. '코끼리는 생각하지 마'가 그렇다.

역사적으로 사회적 헤게모니를 장악한 이들은 시민들의 더욱 게으른 사고를 위하여, 이분법적인 사고방식을 자주 활용해왔다. 오죽하면 독재자 아돌프 히틀러는 "생각하기를 좋아하지 않는다는 게 그들을 관리하는 정부에게는 얼마나 좋은 일인가."라고 말하지 않았는가.

따지고 보면 오늘날의 한국 사회는 옳고 그름으로 생각하는 이들보다 진영논리로 생각하는 획일적 분할에 익숙한 사회인지도 모르겠다. 작은 국토에 오천만의 인구가 무한 경쟁 속에 살아가며 다양한 인간의 사고가 수용되는 것을 사회적 혼란으로 혼돈하고 있는 것인지도 모르겠다.

그러나 모든 논쟁거리가 간단명료하길 바란다는 자체가 전체주의적이다. 매번 늘 언제나 '복잡한' 것에 대한 강한 거부감이 있는 것은 그 사회 공동체에 좋은 일은 아닐 것이다. 민주주의의 본령은 본디 시끄러운 것이기에. '코끼리뿐만 아니라

뭐든 생각해'가 되어야 한다.

대화 속에서 누군가를 설득하고 싶다면, 그가 가진 사고방식에서 가장 손쉽게 판단할 단어에 대한 동의 혹은 거부를 활용한다. 그리고 협조를 이끌어낸다. 전형적 프로파간다의 전략이다. '코끼리를 생각하지 마'라는 말이 강요된 명령으로 코끼리만은 생각하게 할 불온한 의도가 있는 것이라면 그 의도는 일방적 지지를 획득할 악의적일 의도일 가능성이 크다.

자주적인 인간이라면 코끼리든 뭐든 생각하면 될 일이다. 그 속에서 상호 존중의 협조가 수반되는 것이 가장 민주적이다. 히틀러의 의도대로 사고하는 자체를 귀찮아하는 이들을 마음껏 조종할 수 있는 사회는 미개한 사회일 뿐이다. 그 책임은 우리에게도 있다.

좌우로 편향된 정치인들이 만들어 내는 가공의 프레임을 객관적으로 볼 수 있어야 하며, 그 프레임에 말려들지 않은 시민이 깨어있는 시민이 될 것은 분명하다.

- 글로벌경제신문. 2021. 09. 23

오만과 질병

브라질 보우소나루 대통령이 코로나19 확진 판정을 받았다. 세계 국가수반 중에서는 보리스 존슨 영국 총리, 후안 오를란도 에르난데스 온두라스 대통령, 알베르 2세 모나코 국왕에 이어 네 번째로 코로나19 확진 판정을 받은 것이다.

그간 보건 전문가들의 거듭된 경고에도 코로나19의 위험성을 줄곧 무시하는 태도로 일관해온 그는 대중 앞에서 마스크를 벗는 등 매우 위험하고 부주의한 행동으로 지탄을 받았던 지도자이다. 브라질 내 코로나19 피해가 급증하는데도 안일한 인식을 보인 그의 오만 앞에 질병은 어김없이 찾아 들었다.

현재 브라질은 코로나19 누적 확진자가 170여만 명, 사망자는 총 6만7000여 명으로 전염병 창궐 규모가 미국에 이어 두 번째로 큰 나라가 되었다. 남미 확산의 본산이 되어버린 것이다.

돌이켜보면 대통령 스스로가 국가적 피해를 키웠다. 코로나19 대응 정책을 두고 대통령인 그와 이견을 보인 보건장관 2명은 잇따라 퇴진했다. 이후 보건부 주요 자리는 놀랍게도 이 환난 속에 비전문가인 군인 출신이 대신 자리했다. 그는 침체 일로에 놓인 브라질 경제 활성화를 위해 사회적 거리두기에는 부정적 입장을 줄곧 견지했다. 심지어는 코로나19 희생자들을 향해 "코로나19로 죽는 건 각자의 운명"이라며 국가지도자로서는 해서는 안 될 무책임한 언사를 일삼았다. 역사와 문화가 다른 국가의 정치적 행태라며 에둘러 이해하려 해도 보편적으로는 이해 못 할 지도자이다.

영화 '007 제임스 본드' 시리즈의 음악 작곡가인 존 배리와 동명인 역사학자 존 M 배리는 스페인 독감을 연구하고 신종 플루 당시 비대응팀에서 자문역으로 일했던 미국 툴레인대학의 교수이다. 그는 1억 명의 생명을 앗아간 1918년 스페인 독감 연구로 저명한 역사학자이다.

존 M 배리는 "몇몇 나라에서는 정말 부끄러운 일들이 벌어지고 있다."라며 "이런 지도자들의 행태는 많은 국민의 무고한 생명을 앗아갈 것."이라고 지적했다. 그는 트럼프 대통령과 그의 목소리를 따라간 미국 일부 신문들이 심각성과 위협을 작아 보이게 함으로써 오늘날 사회적 '준수'를 어렵게 하는데 기여한 측면이 크다고 비판했다. 지극히 타당한 말씀.

최강대국 미국의 도널드 트럼프 대통령도 브라질의 보우소나루와 매한가지이다. 당초 코로나19 창궐의 심각성을 그는 경시했다. 심지어는 바이러스가 어느 날 "기적처럼 사라질 것"이라고 주장했다. 오만의 극치이다. 커지는 우려를 정치적 경쟁자들에 의한 조작된 '거짓말'로 애써 무시했다. 트럼프는 우려하는 국민이 증가했다는 여론조사 결과, 과감한 억제 조치가 없으면 20만 명이 죽을 수 있다는 전망이 나오고 나서야 오만한 방침을 누그러뜨렸다.

독일은 달랐다. 앙겔라 메르켈 수상은 "독일 전체 인구의 70%가 바이러스에 감염될 수 있다."라며 다른 나라 지도자들의 오만한 발언과는 결을 달리했다. 국가지도자로서의 냉철한 경고였다. 메르켈은 국민들에게 이동과 사회적 접촉에 대한 강력한 통제를 준수해 달라고 호소했다.

그녀는 "지금이 바로 생명을 구하기 위해 그런 조치들이 불가피한 순간"이라고 역설했다. 메르켈의 접근 방식은 다른 국가들이 전염병에 어떻게 대응해야 할지를 보여준 교과서적인 사례이다. 의사의 눈으로 보았을 때, 메르켈은 국민 건강을 사수하는 참으로 위대한 지도자였다.

각국의 지도자들은 코로나19로 전례 없는 지도력의 시험대 위에 서 있다. 몇몇 지도자들은 여전히 권위주의적 접근 방식으로 코로나19를 대하고 있다는 것은 심각한 문제가 아닐 수 없다. 국가는 항상 국민의 권리를 보호해야 한다. 시시각각 변모하는 전염병의 추이에 대해 '그때는 맞고 지금은 틀리다'를 말 할 수 있어야 한다. 국민들 앞에 솔직해져야 한다. 질병 앞에 겸손하지 않은 태도는 국가적 재앙을 불러온다. 우린 이미 참혹한 결과를 목도하고 있다.

의사이자 역사학자인 로날트 게르슈테의 '질병이 바꾼 세계의 역사'는 역사적 지도자들의 질병이 어떻게 역사의 흐름을 바꿨는지, 전염병의 대유행이 역사에 어떤 영향을 미쳤는지를 소개하는 흥미진진한 역저이다.

그는 나치 독일의 지도자 아돌프 히틀러의 '건강염려증'에

관해 이렇게 기술했다. "히틀러는 제1차 세계대전에 참전했을 당시 각종 감염에 대해 극심한 공포증을 지니게 됐고 그 이후 감기에 걸린 사람과는 절대 면담하지 않았고 자기를 만나고 싶어 하는 사람에게는 먼저 손을 '미친 듯이' 씻을 것을 요구 했다."

- 글로벌경제신문. 2021. 07. 15

골상학의 편견

이름도 생소한 골상학은 의학계의 관점으로 본다면 유사 과학이다. 200여 년 전 오스트리아 의사 프란츠 요제프 갈(Franz Joseph Gall)에 의해 처음 주창되었다. 비과학의 정점, 인간의 혈액형으로 성격을 구분하는 것과 다를 바 없다.

두개골에서 튀어나온 부분을 분석하여 뇌 기능을 판단하는 골상학은 놀랍게도 거의 50년간 과학의 영역에서 추앙받았다. 골상학이 터무니없는 논거는 아니었다. 이를테면 뇌의 특정 부위에 국한되는 지능이 실제로 있다는 것이 그것이다. 그러나 골상학에 의해 오늘날 앞이마가 돌출된 소위 짱구머리인 이들이 공격적 성향을 드러낼 것이라고 규정한다면 이를 납득

할 수 있을까.

때론 샤머니즘적이기도 한 골상학이 유행하던 시기는 제국주의 시대였다. 백인 우월주의가 그 근간에 자리하고 있다. 인종차별 외에도 사회적 소수자의 차별에 대한 합리화에도 골상학은 차용되었다. 믿기지 않는 야만의 시대이다.

동양에서도 서양의 골상학과 유사한 개념은 존재했다. 삼국지에서 제갈량은 위연의 반골(뒷머리가 튀어나온)을 보고 반드시 반역을 할 인물이라고 예측했다. 후에 위연은 공교롭게도 실제 반역을 일으키니 제갈량의 판단이 틀린 것만은 아니었다. 그러나 삼국지를 읽어본 이들이라면 위연의 배신이 반골의 골상 때문이 아니라는 점을 알 수 있다.

고려 정치의 개혁에 앞장선 성리학자 이제현도 승려 신돈의 골상이 흉악하니 가까이하지 말 것을 공민왕에게 충언한 기록이 있다. 그러나 후에 천도에 대한 의견 차이를 두고 파멸로 끝난 둘 사이를 생각한다면 정치적 결별이라 이해함이 합당하다. 역사 속 우리의 관상학도 과학적 토대는 부족했으니 서양의 골상학과 흡사했다. 편견의 시대이다.

최근 들어서는 손가락 길이로 사람의 성격과 건강을 체크할 수 있다는 연구 결과들을 놓고 논란이 벌어지고 있다. 이에 관한 논문만 1,400여 편에 이른다. 그러나 많은 과학 평론가들은 우려한다. 손가락 즉, 검지와 약지 비율을 통해 너무 많은 것을 설명하려 하고 있다는 것이다. 남녀 간의 비율 차이가 남성의 큰 손에서 비롯된 것일 수 있는데, 과학적 기초 없이 손가락 길이에 의한 인간의 성격 규정은 언제 무너질지 모르는 사상누각의 연구일 수 있기 때문이다. 그러고 보면 손가락 연구는 신뢰하기 힘든 골상학과 유사하다.

잔혹한 리더십을 정당화시킨 마키아벨리즘(machiavellism)의 기원이자 군주론의 저자, 니콜로 마키아벨리의 초상화는 골상학의 정점에 서 있다. 음흉해 보이고 날카로워 보이며 흡사 여우를 닮은 그의 남겨진 초상화들은 사실 골상학에 근거한 가공된 이미지이다.

골상학을 신봉하던 사람들의 눈에는 야심 찬 마키아벨리를 선한 이미지로 그려낼 객관적 배려를 갖게 하긴 어려웠을 것이다. 이탈리아 피렌체에 위치한 우피치 미술관에 걸려진 그의 초상화에는 오늘날에도 간혹 관람객들의 오물이 투척된다. 그에 대한 오인된 역사의 현실이다. 그에 대한 평가는 사뭇 다를 수 있다.

과학을 신봉하는 의사로서의 나는 현대 과학이 골상학이 범람하던 중세처럼 인식의 오류를 반복할 가능성이 있다고 늘 생각한다. 어찌 인간을 타고난 골상으로 규정할 수 있단 말인가. 환자의 가족력과 환경, 나아가 마음을 살펴보지 못한 채 타고난 생김새로 환자의 성향과 질환을 규정한다면 어찌 인술을 펼친다 말할 수 있을까.

골상학의 주창자가 의사였단 사실은 유감스럽다. 오염된 과학을 신봉한 것은 환자에 대한 예의가 아니기 때문이다. 의사인 우리가 틀릴 수 있다는 자기 객관화를 채비하는 일, 바른 치료의 첫걸음이다. 의료는 누가 뭐래도 과학이다.

- 글로벌경제신문. 2021. 07. 28

'자연수'와 '뉴턴'

심란하기 이를 데 없는 근간이다. 기하급수적으로 늘어나는 코로나바이러스 감염증 확진 숫자는 지역과 공간을 가리지 않는 전국 단위의 이른바 'n차 감염 현상'으로 확산일로이다. 사람들의 일상은 그렇게 침몰되고 있다. 감염경로가 명확하지 않은 환자 비율이 21%를 넘어가며 방역은 초비상이며 또다시 다가오는 태풍의 잿빛 구름은 하늘을 뒤덮고 있다.

'n차 전파'와 감염경로 불분명 환자 모두 코로나19 확산세를 가속화하는 주요 요인이다. 특히 n차 감염은 방역의 큰 걸림돌이다. '자연수(natural number)'의 약어인 n은 수학에서 부정정수로 쓰임 된다. 어떠한 환경에 따라 값이 임의로 변하는 수란 의미이다. 1, 2, 3등 숫자가 얼마든지 들어갈 수 있어 불특정 감염 환자의 증가를 나타낸다. 수학 덕후가 아니더라도 n의 쓰임은 그 수가 부정확하거나 정확하게 나타내고 싶지 않을 때 자연수 대신 n을 사용한다는 것을 알고 있다. 언론에 연일 등장하는 n차 감염은 그래서 우리에게 가늠하기 힘든 공포로 다가선다.

실생활에서는 자연수 자리에 n을 놓는 사례가 허다하다. 꼭 나쁘다고만 할 수 없는 밥값 품앗이의 대표적 현상인 n분의 1이 그렇다. n=사람 수로 놓고 사람 수대로 나누자는 것이다. 근간에는 n의 의미가 다소 부정적 의미로 차용된다. 희망을 상실한 청년 세대를 상징하는 'N포세대'가 그러하다. 최근 사회적 파장을 일으킨 성범죄 사건 텔레그램 n번방 사건의 n도 마찬가지이다. 그러고 보니 n은 가늠하기 힘든 사회현상에서 불확실성의 고유명사로 변이되는 듯하다.

의료계에서는 '코로나바이러스 감염경로가 불명확한 확진자 비율'을 중차대한 위험도 평가 지표로 보고 있다. 감염경로가 불명확한 환자의 비율이 21.5%가 넘어선 것은 지난 4월 집계치를 발표한 이후 최고치다. 우려스러운 점은 감염경로가 확인되지 않은 환자가 많다는 것은 어디선가 '소리 없는 전파'

가 일어나고 있음을 의미한다. 결국, 누구라도 언제, 어디서든 감염될 확률이 그만큼 높아지는 셈이다. 감염병에 있어 n차 감염이 무서운 이유이다.

현 상황에서 확진자 수를 억제하기 위해서는 방역수칙 준수가 절실하다. 정부의 강제력과 행정명령만으로는 부지불식간에 행해지는 시민의 '위험 행동'을 제어할 수 없다. 깨어있는 자발적 시민의식만이 확산에 대응하는 효율적 방안이다. 이보다 더 확실한 방역은 없다. 그 시작은 당연히 사회적 거리두기이다. 코로나바이러스로 무너진 일상 속에서 우리 모두는 생명공동체라는 자각도 선행돼야 한다. 급격한 2차 대유행이 우려되는 현실에서는 서로의 건강과 안녕을 위한 배려의 일상은 의무이다. 살얼음판을 걷는 조심스러움은 민주시민의 가치이다.

AD 3세기 후반 대수학의 아버지라 불리는 그리스의 수학자 디오판토스는 기호를 사용하여 방정식을 푸는 방법을 제시했다. 디오판토스의 그 유명한 저서 '산수론'은 1500년 이상 수학의 바이블이 되었다. 방정식을 사랑한 그의 묘비에는 일생을 시간별로 기술하고 나이를 묻는 수학 문제가 적혀있다. 몹쓸 감염병으로 모두가 신음하는 2020년 여름의 끝자락에서

디오판토스의 묘비 글을 인용해본다.

'여기에 코로나바이러스의 일생이 기록돼 있다. 생애의 6분의 1은 창궐이었고 그 후 생애의 12분의 1은 n차 감염으로 사람들을 힘들게 했다. 그리고 7분의 1이 지나서 백신이 나왔다. 접종 2년 후에 전 인류의 몸에 항체가 형성되었으나 그 항체는 오래가지 못했다. 코로나바이러스 그의 예상되는 소멸 나이는?'

물리학에서 n은 아이작 뉴턴에서 따온 '뉴턴(newton)'이다. 힘의 크기를 나타내는 물리학의 단위이다. n이 부정 정수가 아닌 시민의 힘으로 상징돼 문제의 답이 되길 소망해본다.

- 이뉴스투데이. 2020. 08. 31

우연과 필연

노벨 생리의학상 수상자인 프랑스인 자크 모노는 분자 생물학자이다. 생명의 기원과 진화라는 생물학의 해묵은 질문을 미시적 관점에서 '우연과 필연'을 통해 풀어냈다. 인류 사상사의 진로를 개척한 고전으로 오늘날에도 그 학술적 가치는 유효하다. 생물학자로서의 자연현상에 대한 과학적 이론이 아닌 우주 전체에 대한 철학적 세계관을 대입하기에 후세가 그를 철학자로 평가하는 배경이다. 더불어서 '우연과 필연'이 고전 철학의 범주에 들어가야 한다고 믿는 이유이기도 하다.

의대생이었지만 생물학에 대한 관심은 도통 적었다. 그러던 내게 선배가 추천한 '우연과 필연'의 "우주에 존재하는 모든 것은 우연과 필연의 열매들이다."라는 서문은 강력한 호기심을 자극했다. 초월적 존재가 목적과 계획을 가지고 생명을 창조했다고 생각해왔던 정형화된 생각들은 책을 읽으며 그간의 통념을 무장해제 시켰다. 자크 모노는 모든 생명체의 출현은 분자적 차원의 미시세계에서 우연히 일어난 '변이'의 결과라고 보았다. 나이 쉰이 넘어 그의 주장이 다시금 상기되는 이유는 끊임없는 변이의 충돌들로 우리의 일상이 점철되는 광경을 목도하기 때문이다. 그것이 우연인지 필연인지 규명하기는 어렵지만 '변이'의 결과인 것은 분명하다. 인간 마음의 변심도 그러하고 코로나19도 다를 게 없다.

자크 모노 이 양반 참 특별하다. 분자 생물학자 중의 유일한 철학자였다. 그래서인지 분자 생물학의 토대 위에서 학술적 결과들을 구체적으로 제시하기에 논거의 설득력이 강하다. 거시적인 세계에서 존재하는 생물의 유전적 형질의 특징은 합목적성, 자율적 형태발생, 불변성의 세 가지라고 명쾌하게 진단한 것이다. 경이롭다. 이 특징들에 인류사의 '우연과 필연'의 모든 대상이 설명된다.

분자 생물학자였던 자크 모노가 자칫 '반과학적'이라고 오해받을 수 있는 '인과율에 지배되지 않은 우주철학'은 생물학적 뿌리와 진화론적 관점에서 논쟁이 되었을 것이다. 그러나 종교를 가진자든 무신론자이든 자크 모노의 주장은 과학의 경계를 넘어 존재의 기원에 대한 성찰의 화두를 던져준 것은 분명해 보인다.

돌아보면 인류는 우연성보다 필연성이 오롯하게 지배하는 세계관에 의탁해왔다. 세상의 모든 질병을 인간이 통제 가능한 것처럼 오만하기도 했으며 과학 문명의 발달은 모든 존재들을 필연적으로 판단하게 하는 오류를 범하기도 했다. 극단적이지만 세상의 모든 종교와 철학은 인간 자신의 우연성을 필사적으로 부정하기 위한 노력의 산물이기도 했다. 그러나 한 치 앞을 못 보는 인간의 오만 앞에 환경은 언제나 가혹한 벌을 내렸다.

유전자의 분자생물학적 분석을 통해 인류의 출현이 우연적 사건일 뿐이라고 선언하는 자크 모노의 주장은 종교계의 눈 밖에 났을 것이다. 그도 그럴 것이 '인간은 믿음으로 구원받는다'라는 유럽 기독교 정통 교리에 정면으로 배치되는 주장이었기 때문이다. 사도 바울과 아우구스티누스가 강조한 오래된 교리에 반기를 든 것이다. 그러나 자크 모노의 주장이 옳든 그르든 문명은 비판적 사고에서 진화한다.

그 누구도 예측 못 했던 코로나19의 습격, 그리고 우왕좌왕했던 인류에게 자크 모노는 속박당한 필연으로부터의 탈출을 조언한다. 코로나19의 숙주 동물이 무엇이었는지 명확히 밝혀지지 않았지만, 인간과 동물의 우연한 관계였을 것이다. 그러나 이를 필연으로 귀결시킨 것은 인류의 환경파괴라는 필연적 잘못이었을 가능성이 농후하다.

시인 류시화는 대양은 모든 강물을 다 '받아'들이기에 '바다'라고 하였다. 지구상 가장 진화한 종이라는 인류가 다른 생명체와의 공생이 아닌 독식에 의해 직면한 팬데믹, 우연이었지만 필연이었다.

- 쿠키뉴스. 2021. 06. 12

환경포비아

살갑지 않은 '불청객' 코로나바이러스는 중국 우한을 지나 살포시 한반도를 고개 넘어서며 조용히 음습했고, 응당 거쳐야 할 숙련 기간도 없이 그 서늘한 태도로 우리 사회를 휘젓고 다녔다.

사람들은 생전 겪어보지 못한 생이별을 강요받기도 했고 자기 격리란 이름으로 불편함을 야기한 잠재적 보균자를 향한 처우를 감내하며 지쳐갔다. 아이들의 웃음소리는 교실 안에 진공 포장되었고 샘솟던 땀방울들은 운동장에서 증발되었다.

어디 그 뿐이랴. 꽁꽁 동면의 상태로 접어든 청년들의 일자리는 고용빙하기의 엄혹함으로 다가섰고 유독 자영업자 비율이 높은 한국사회 거리의 가게들은 짙은 어둠 속에 간판의 불빛마저 사그라져 갔다. 모두가 고달프고 눈물겨운 전염병의 보릿고개를 꾸역꾸역 그렇게 건너가고 있다.

평소 흠모해 마지않던 전 녹색평론 발행인 고(故) 김종철 교수는 코로나가 득세하던 지난 6월, 세상을 등지셨다. 자연 생태를 훼손하는 모진 세상을 보며 긴 세월 마음이 상해 쇠약한 상태로 버티고 계시다는 소식은 종종 접했으나, 그의 느닷없는 부음 소식은 가뜩이나 코로나19로 황망한 근간에 속절없다는 마음을 가눌 수 없었다. 그래서인지 자연 세계와 인간관계에 관하여 진지한 고민을 해온 녹색주의자 김종철의 유고 '코로나 시즌, 12개의 단상'은 더더욱 아프게 다시금 읽혔다.

그는 "코로나 사태 속에서 창궐하는 것은 바이러스만이 아닌 것 같다. 경박한 언술, 사이비 예언도 창궐하고 있다."라는 서슬 퍼런 진단을 내리고 우리 곁을 떠났다. 김수영 시인의 말을 빌리자면, 그는 '제정신을 갖고 산 사람'이었다. 그리 살기 위해 고군분투한 사람이었다. 그 정신은 생태의 복원이었고 자연친화적 인간의 면역력 강화였다. 전염병은 인체만 망가뜨리지 않았다. 타자에 대한 혐오적 경계와 공동체의 침몰을 목도했다. 모두가 잘 살길 바라는 개발지상주의는 모두가 패배하는 환경침탈을 야기했고 급기야 듣도 보도 못한 감염병을 잉태했다. 이를 공포스러운 '환경포비아'라고 칭해도 과하지 않을 것이다.

우리가 발 딛고 있는 지구의 기후와 환경은 이미 오염의 임계점을 넘어서고 있고 무분별한 생태계 파괴 등은 극에 달해 있다. 코로나19처럼 사람의 눈에 보이지 않는 바이러스가 세계의 정치, 경제, 사회, 문화, 교육, 의료 등 사회 전반을 격하게 흔들어 대고 있지만, 감염병 확산을 막기 위해 이동이 제한되면서 교통량이 감소되고, 공장가동률을 줄이면서 미세먼지는 급감했다.

또한 생산과 소비의 위축으로 폐기물 배출이 많이 줄고, 개인위생을 철저히 하면서 감기 환자도 많이 줄었다는 보도가 줄을 잇고 있다. 코로나19의 역설이다. 자연친화적으로 살아야 할 인류의 삶에 대한 방향 제시이다. 인간이 멈추자 지구가 건강해진 것이다.

우리는 늦었지만 온당한 자각을 했다. 코로나19를 겪으면서 일상이 얼마나 소중한지, 우리 사회의 우선순위를 어디에 두어야 할지를 성찰하게 된 것이다. 깨끗한 물, 맑은 공기, 건강한 토양이 최대의 면역이다. 몹쓸 전염병으로 다시 확인되었지만, 인간은 다른 생명체들보다 환경 위기에 취약하다.

청정자연은 인류생존의 기본조건이다. 그러하기에 정치적 투쟁보다도 훨씬 더 근원적인 투쟁은 생명과 인간성을 수호하기 위한 생태복원의 투쟁이다. 포기할 수 없는 인류의 가치이다. 진짜 싸움은 이제부터다.

- 이뉴스투데이. 2020. 10. 20

카르페 디엠

인간의 수명은 건강 수명과 질병 수명으로 구분된다. 현대 의학이 해줄 수 있는 것은 질병 수명의 연장이지만 삶의 질은 현격한 차이가 있다. 먹고살만한 대한민국이 되었지만 여전히 노년에 대한 경제적·사회적 지지 기반은 척박하다. 몸이 아프면 자존감은 무너지며 삶에 대한 의욕마저 상실된다. 세상만사가 귀찮아지며 무기력해진다. 이른바 '뒷방 늙은이'의 탄생이다.

지천명 나이가 넘어서니 세상 풍파에 건강한 심신 없이 맞서는 것은 쉽지 않음을 깨닫는다. 지극히 당연한 진실을 마주한 후, 가끔은 구체적으로 몇 살까지 건강하게 살 수 있을지,

언제까지 가족들과 함께 할 수 있을지를 떠올려 본다. 그러다 보면 존재를 지탱해 주는 열정마저도 노화와 함께 쇠잔해질까 노심초사하기도 한다. 그럴 때면 늙어감이 열정의 기본 전제인 욕망까지 박제하지 않으리라 믿어본다.

누구나 염원하지만 쉬이 허락하지 않는 축복 받은 나이인 백 세 나이에도 여전히 왕성한 글쓰기와 강연을 이어 나가는 김형석 교수의 인생은 건강과 열정 없이는 불가능한 일이다. 지속 가능한 건강에 대한 자기관리가 전제되지 않으면 감히 엄두도 못 낼 노년의 풍경이다. 인간에게 '노화'만큼 서글픈 섭리는 없다. 희로애락의 접점마다 늘 혼돈은 필연적이다. 육신의 반듯한 자기절제로 나이 들어가는 것이 인생을 가장 평온하게 살아가는 길임을 익히 알지만 그것이 어찌 쉬운 목표이겠는가.

후성유전학적 관점으로 건강을 챙기는 일, 지난한 삶 속에서도 해왔던 일에 대한 끈덕짐을 놓지 않는 일, 일상의 우선순위를 두는 일, 여문 열매처럼 마음의 평화를 존재 안에 채비하는 일들을 제대로 하지 않으면 늙어 가는 과정은 고통의 블랙홀로 하루하루 빠져들어 가는 일이다.

열혈청춘을 위로했던 고 김광석의 노래, '서른 즈음에'에는 "또 하루 저물어 간다. 내뿜은 담배연기처럼"이란 노랫말이 있다. 사랑을 떠나보낸 애절함의 노래이다. 누구나 그 시기엔 머물러 있는 청춘인 줄 알았지만 어느 순간 비워진 자리가 서글 퍼진다. 그래도 살아갈 날이 많은 청춘이기에 반복되는 이별에 익숙해지며 다른 사랑에 대한 희망을 이야기한다. 그러나 살아온 날보다 살아갈 날이 짧은 나이 든 사람들에겐 '서른 즈음에'의 축제의 기억은 흐물흐물해지고 텅 빈 객석에서 외롭게 앉아있어야 하는 시간이 다가온다.

세상에 영원한 것이 어디 있으랴. 세상 모든 존재에 대한 이별은 예정되어 있지 않은가. 영생을 염원했던 진나라의 진시황도 끝내 죽음을 피하지 못했다. 죽음은 모든 생명의 불가피한 운명이다. 우리 모두는 생로병사에서 자유로울 수 없다.

37세의 나이에 요절한 '별이 빛나는 밤'으로 유명한 화가, 빈센트 반 고흐는 평생 자신을 돌봐 주었던 동생 테오에게 보낸 668통의 편지 중에 죽음에 대한 위트 넘치는 통찰이 있다. "사람은 누구나 별을 향해 가고 싶어 한다. 살아서는 별에 갈 수 없고 죽어야만 갈 수 있다. 별에 빨리 가는 운행수단은 질병이며, 자연사하는 것은 천천히 걸어 별에 가는 것이다."라고 썼다.

'태백산맥', '아리랑', '한강'. 20세기 한국 근현대사 3부작으로 평가받는 대하소설들의 작가 조정래는 이른 여덟의 나이에도 여전히 육필로 글을 써 내려간다. 그런 그가 언론과의 인터뷰에서 남긴 말은 늙어가는 것에 대한 태도를 일깨워 준다.

"삼십 대 때부터 소망이 무엇이냐는 질문을 받으면 '글 쓰다 책상에 엎드려 죽는 것'이라고 대답했고 지금도 그 생각은 변함없다."

"마지막 순간까지 글을 쓰다가 죽는 것처럼 아름다운 작가의 삶은 없다고 생각한다."

노년의 시간, 조정래처럼, 김형석처럼 자기 주도형 의연한 인생을 살기 위해서는 부단하게 몸을 움직여야 한다. 신체 나이의 무게에 속박당하지 않아야 한다. 오늘이 가장 젊은 날이다. 그러기 위해 오늘도 '카르페 디엠'.

- 이뉴스투데이. 2021. 04. 28

인도의 고난

　정확한 통계를 내어본다면 중국보다 인구가 더 많을 거라던 인도가 코로나19 확산에 신음하고 있다. 전 세계 확진자 절반이 인도에서 발생하고 있다.

　하루 확진자는 30만 명에 달하고, 방역 당국의 무능은 애꿎은 인도 국민의 죽음으로 귀결되며 국가적 고난은 연일 확산되고 있다. 세계 최대의 백신 업체인 인도 '세륨연구소'가 영국 옥스퍼드 대학으로부터 코로나 백신 재료를 넘겨받은 후 인도는 하루 200만도스의 코로나 백신을 생산하고 있다.

　그런데도 인도는 자국민의 건강을 지켜주는 백신이 턱없이 부족해 코로나19 생지옥에 빠져 허덕이고 있다. 백신을 자국 내에서 생산하지만 이는 지식 재산권을 통해 전적으로 보호되는 글로벌 제약기업을 위한 생산이다. 작금의 인도 상황은 인류를 위한 정치 유실의 증표이다. 글로벌 제약업체의 수익 우선주의와 열강들의 백신 민족주의는 야만의 시대, 자화상이다.

외신 보도에 따르면 65달러 수준이던 코로나19 치료제, 램데시비르 가격은 400달러까지 폭등했고 주요 치료제 가격도 10배 이상 올랐다고 전해진다. 의료용 산소통 역시 정상가의 10배 넘게 거래되고 있다고 한다. 공공의료가 붕괴된 인도는 비윤리적 범죄도 득세하고 있다. 입원은커녕 진료조차 보기 힘든 인도 국민들은 생존을 위해 궁여지책으로 구입한 암시장의 램데시비르 때문에 애먼 목숨을 잃기도 한다. 총체적 난국이다. 인도 국민이 기댈 최소한의 의료 서비스조차 존재하지 않는다.

인도는 작년 10월 이미 세계무역기구에 지구촌의 코로나 재앙을 극복하기 위해서는 백신에 대한 지적재산권을 잠정적으로라도 유예해야 한다는 주장을 제기해왔다. 인도의 이런 주장에 '국경 없는 의사회'를 포함한 전 세계 375개 사회 운동 단체들도 지지 의사를 표명해왔다. 그러나 정작 코로나 백신을 생산하는 글로벌 제약회사와 이해관계를 보호하는 주요 생산국들은 그러한 요구를 즉각적으로 반대하고 나섰다. 개발 혼란과 위험 가중을 염려한다는 그들의 논리는 참으로 빈약하기 그지없다.

힌두교를 믿는 인도인들이 가장 신성하게 여기는 갠지스강에는 코로나19로 숨진 국민들이 비참하게 버려지고 있다. 장례절차도 없다. 갠지스강은 인도인들에게 생명줄이다. 그런 강이 죽음의 강으로 둔갑한 것이다. 참혹한 현실이 아닐 수 없다. 인도 정부는 무능의 극치를 보여주고 있다.

인도의 참상에 국제사회는 도움의 손길을 내밀었지만 인도의 현행 법률은 국제 자선단체가 인도 비정부기구를 지원하는 행위를 일체 제한하고 있다. 연일 죽어가는 국민들을 위해 정부를 대신해 시민사회단체가 외국 지원을 받으려 해도 까다로운 공증절차와 국영은행 계좌 개설 등이 이를 가로막고 있는 것이다. 국민들은 잔혹한 감염병 앞에서 숨이 넘어가는데 국제사회 구호를 가로막는 규제는 코로나19 재난 속에서도 일체의 지원을 받을 수가 없게 된 것이다. 안타까운 일이 아닐 수 없다. 막스 베버는 정치적 유언장인 '직업으로서의 정치'에서 책임감, 열정, 균형감을 강조했다. 인도의 정치인들에게는 찾기 힘든 덕목으로 보인다. 국민의 생명 앞에 탁상행정 규제라니.

한때 빛나던 인더스 문명의 발원지였던 인도는 이제 유례없는 감염병의 지옥에서 신음하고 있다. 법으로는 폐지된 적 없는 신분제도인 카스트는 최하층 국민의 생존을 위한 노동 앞에 코로나19로부터의 위험을 피할 방법이 없다. 코로나19 환자가 기하급수적으로 급증하는 인도에 설상가상으로 대형 사이클론까지 접근해 수많은 사람이 사망하고 대피하는 일마저 벌어졌다. 평화의 성인 간디의 나라 인도의 고난을 지켜보며 공공의료, 그 고귀한 존재가치를 다시금 생각한다. 인도 국민들이여, 힘내시라.

- 이뉴스투데이. 2021. 05. 18

입장의 동일함

진료실에는 성공회대 고(故) 신영복 교수의 한 폭 서화가 걸려있다. 진료받는 환자의 뒤편에 위치하여 자연스레 마주하게 된다.

"입장의 동일함, 그것은 관계의 최고 형태입니다."

온몸을 휘감아 도는 서화의 구절은 삶의 좌표가 된다. 아파서 찾아온 환자나 그를 돌봐야 하는 의사의 입장은 다를 게 없다. 질병의 고통에서 벗어나고자 하는 환자의 간절함과 치유되길 바라는 의사의 희망은 같은 곳을 바라보는 시선의 일치이다.

응시하는 곳이 같아지면 입장도 동일해진다. 이는 곧 소통의 근원이 되며 배려의 주춧돌로 작동한다. 이심전심(以心傳心) 인술은 그렇게 구현된다. 건강의 결여로 찾아온 환자와 오류가 있을 수 있는 부족한 의사로서의 결여가 교환될 때 참다운 의술로 승화됨을 믿기 때문이다. 플라톤의 작품 중에서 문학적 구성과 내용이 가장 뛰어나다고 평가받는 '향연'에서 잃어버린 제 반쪽을 만나면 완전해진다고 한다. 의사가 그렇다. 부족함을 채워주는 것은 의학서적과 임상 경험만이 아닌 환자로부터의 교훈과 가르침이 있기 때문이다. 나는 평소 완전함과 온전함은 다르다고 생각해왔다. 단언컨대 완전한 인간은 없다. 입장의 동일함으로 환자를 대하는 것이 온전한 인간으로서, 의사로서의 태도라고 굳게 믿고 있기 때문이다.

읽기를 미뤄둔 묵힌 책은 빚처럼 쌓인다, 때로는 묵은 체증으로 다가선다. 현직 간호사가 쓴 '나이팅게일은 죽었다'가 그러했다. 긴 장마에 작정을 하고 읽어 내려간 책은 대한민국 간호사의 삶의 기록이었다. 누구도 예외 없이 간절하지 않은 삶은 없다. 의료인들은 모든 환자의 쾌유를 간절하게 소망한다. 글을 읽으며 내내 자책했던 것은 간호사의 이름으로 고단했을 이들을 입장의 동일함으로 바라보지 못했다는 것이었다. 책은 대한민국 간호사의 엄혹한 현실을 있는 그대로 전달해준다. 의료현장에서 간호사의 처우와 환경은 애달프다. 책은 추상적이고 두리뭉실하지 않으니 온전하지 못한 의료현실의 심폐를 찌른다. 부정할 수 없는 진실 앞에 의료인으로서 곤혹스럽기도 했다.

본문의 한 구절을 소개하자면 이렇다. "나름의 우선순위를 정해보려 애썼지만, 결론적으로 오늘 근무도 혼란 그 자체였다. 환자들의 호소와 요구 그리고 다급한 응급 상황까지 그 모든 것들이 뒤섞여버렸기 때문이다. 걷는 것도 아니고 뛰는 것도 아닌 속도로 쫓기듯 일할 수밖에 없었다. 몰아쉬는 숨을 참아내지 못하기를 여러 번, 그렇게 하루가 지나가 버렸다. 그래서일까. 퇴근길에 맞이한 새벽 공기를 느끼고 있는 내가 이상하면서도 괜스레 서러웠다."

그랬다. 그들의 일상은 고단했다. 의사로서 나의 하루도 그러하다. 온종일 환자를 돌보느라 일상적 자유까지 쉬이 허락하지 않는 고된 노동환경 속에 존재하고 있는 것은 간호사나 의사나 마찬가지이다.

간호사로서 가관식이나 핀 수여식에서 응당 해야 할 나이팅게일 선서와 의사 입문의 단계에서 반드시 거쳐야 하는 히포크라테스 선서를 다시 읽어보았다. 놀라우리만치 선서의 내용들은 유사하고 결을 같이 한다. 인류애의 실현, 환자에 대한 사랑, 직업으로서의 자긍심과 결기들이 그렇다. 입장의 동일함이다. 특히 나이팅게일 선서에는 보건의료인에 대한 무한한 신뢰와 연대의 언어가 수록돼 있다. 그랬다. 간호라는 이름에는 동료 의료인에 대한 무한한 신뢰와 배려가 자리하고 있었다.

플로렌스 나이팅게일처럼 전쟁 통에도 의료현장을 묵묵히 지켜낸 환자들의 수호천사인 간호사들이 행복한 대한민국 의료현장을 소망해본다. 매일 같이 호흡하며 환자를 돌보는 간호사들의 모진 노동에 가슴으로부터의 깊은 경의를 표한다.

그들은 충분히 존경받아 마땅하고 훌륭하다. 의료인으로서의 입장이 동일하기에.

- 안태환의 의창(醫窓)

건강한 의심

인간의 본성인 의심은 때론 합리적이면서도 불온하다. 맹신했던 믿음은 시대가 흐를수록 의심을 호출한다. 하지만 의심을 연거푸 의심한다면 진실의 유무를 떠나 존재는 유실된다. 역사가 그러하다. 인간의 의심과 신뢰의 문제에 대해 미국의 사회학자 피터 버거와 네덜란드 사회학자 안톤 지더벨트의 '의심에 대한 옹호'는 탁월한 식견을 제시한다. 책의 부제는 '믿음의 폭력성을 치유하기 위한 의심의 계보학(系譜學)'이다. 무수한 선택을 강요받는 오늘날의 사회에서 중요한 것은 믿음이 아니라 의심이라고 말한다. 여기서 말하는 의심은 딴죽을 걸기 위한 행위가 아니라 진리를 찾으려는 인간의 성찰이다.

합리적 의심은 건강한 사회의 조건이다. 비록 의심으로 평가절하되더라도 다양한 사고에서 비롯된 의심은 사회를 건강하게 지탱하는 힘이다. 다른 생각이 많아져야 창의적 사회로 도약한다. 근본주의는 '의심의 배척'이다. 그러나 민주 사회에서의 의심은 그릇된 판단을 유보한다. 섣부른 결정에 대한 필터 역할을 하는 셈이다. 그런데 의심이 의심받아야 할 때가 있다. 이럴 때 필요한 것이 피터 버거와 안톤 지더벨트의 말을 빌리자면 '건전한 의심'이다. 역설적이지만 인간에 대한 믿음의 본령이다. 다시 말해 '건전한 의심'은 휴머니즘에 근거한다고 이들은 역설한다. 고약한 불신이 아닌 인간의 한계를 보완하는 오롯한 기대를 뜻한다.

의사가 그러하다. 질병의 발달사에서 의사의 합리적 의심은 오늘날의 눈부신 의학의 발전을 가져왔다고 해도 과언이 아니다. 지고지순하게 믿어왔던 의학정보는 어느 순간 과학기술의 발달과 숱한 임상경험이 축적되어 또 다른 진실과 마주한다.

역사는 진실대로 현실은 진실로서 정리되어야 한다. 그래야 위선과 가공된 정보로 상대를 자극하는 혹세무민의 현실을 타개할 수 있다. 사회 공동체의 튼실함을 위해 진실로 가는 첫걸음은 '합리적 의심'이다. '건전한 의심'이다. 믿고 싶은 주장에 천착하고 편취된 현상을 이용해 사익을 취하는 극단적 세력이 득세하는 시대에서 우리 사회의 건강한 공동체를 지키는 것은 합리적으로 건전하게 의심하는 것이다. 복지국가로 나아가야 하는 이 절박한 시기에 극단에서 소용돌이치는 건강한 의심조차 진영논리에 포획당하고 이기주의로 폄하된다면 한국 사회는 동력을 상실한다.

단언컨대 건강한 주장은 몽니가 없다. 균형 잡힌 합리적 의심의 토대 위에 다른 의견에도 발끈하지 않으며 입장의 차이라고 포용하는 자세가 사회통합의 단초라고 여긴다. 주장을 맹신하지 말고 시민으로서의 역사적 경험에 기대여 의심해보고, 열린 의사결정의 건강함을 따르고, 권위가 아닌 합리적 민주주의의 힘을 믿는 것이 시민의 힘이다.

의학의 역사는 늘 '합리적 의심'을 옹호해왔다. 그렇게 인류는 진일보해왔다. 의사는 환자의 질환을 치료하고자 발병의 원인을 늘 의심한다. 나아가 지금 하고 있는 치료가 최선인지도 늘 의심해 본다. 건강한 의심은 나를 나아가게 하고 확장시킨다.

- 안태환의 의창(醫窓)

역지사지

성인으로 평가받는 중국 하(河)나라의 시조인 우(禹) 임금과 농업의 신으로 숭배되는 후직(后稷)은 장마나 가뭄 같은 자연재해로 고통받는 백성들의 민생현장을 숱하게 누비고 다닌 인물들이다.

우임금이야 궁궐이 집이기에 그렇다 치더라도 궁궐 밖에 집이 있는 후직은 공무 차 가는 길에 세 번이나 자기 집 문 앞을 지나면서도 들어가지 않았다고 전해진다. 헌신하는 공직자의 표상이 아닐 수 없다.

후직은 오늘날로 치자면 국가의 녹을 먹는 공무원이다. 높은 직위에서 적당히 요령도 피울만하지만 그는 궁궐에서 숙식하기 일쑤였다. 가족들의 근황도 들여다보질 못했다. 눈에 밟힐 가족들이 있어도 후직은 민본정치가 우선이었다.

궁궐이 집이 되어버린 그에게 주변의 사람들은 안타까워하며 집에 다녀오라 권했다. 그의 대답은 한결같았다. "내가 일을 제대로 하지 못하면 많은 백성들이 힘든 일을 겪을 수 있네. 그런데 어찌 우리 집에 드나들 면목이 있단 말인가." 훗날 사람들은 백성들을 자신의 가족보다 더 아끼고 보살폈던 후직을 성인으로 받들고 칭송했다.

백성들의 애환을 위로하는 나랏일이 우선이라며 집안에 발조차 들여놓지 않았던 그는 자연재해로 신음하는 백성과 자신의 처지를 이심전심으로 소통했던 위정자였다. 매너리즘에 빠진 관료들로 골머리가 아팠던 독일의 철혈재상 오토 폰 비스마르크가 살아 있다면 마냥 부러워했을 일이다.

중국의 대학자였던 공자는 후직의 가족보다 백성을 위한 희생정신을 예로 들며 제자들에게 "자신의 처지보다는 다른 사람들의 처지를 생각하며 배려한 사람이다. 입장을 바꾸어 다른 사람의 처지를 헤아려 보는 것은 사람에게 꼭 필요한 일이

다."라고 가르쳤다. 나와 다른 사람의 입장을 바꾸어 생각해 본
다는 뜻의 '역지사지'라는 사자성어의 근원이다.

범상하기 이를 데 없는 후직까지는 아니더라도 의사로서의
처신도 역지사지의 태도를 갖춰야 한다. 환자의 입장이 되어
보기 전에는 고백하건대 환자 입장의 주체화는 여간해서 쉽지
않은 일이다. 진료실에 걸려있는 고 신영복 교수의 '입장의 동
일함'은 의사로서의 바른 처신과 환자에 대한 진정성을 곧추
세우는 역지사지의 결기이다. 쉽지는 않겠지만 그 가치를 향
해 걸어간다.

근간에 생긴 치통으로 제법 고생을 하였다. 예약된 환자가
많아진 근래에 평일에 시간을 내서 치과를 방문하기란 지난한
처지였다. 날로 더해지는 치통으로 답답한 마음에 평소 알고
지내던 고희가 가까우신 지인 치과 원장님께 도움을 청했다. 3
년 전 즈음 어학원에서 중국어 수업을 같이 수학하던 학우이
기도 했다. 고맙게도 예약이 비어 있는 시간이 있어 한걸음에
달려가 진료를 받게 되었다. 치통에서 해방된 그 느낌이란 겪
어본 이들은 익히 알 것이다. 이 또한 이심전심이리라.

환자 처지에서는 이렇듯 예약 잡는 것도 힘이 들고 시의적

절하게 치료받기도 쉽지 않다. 더욱이 모든 치료는 일말의 공포심과 두려움을 수반한다. 수술이 일상이 된 의사인 나도 그랬다. 수술대 위에 누워보지 않고서 어찌 환자의 마음을 헤아리겠는가. 의사가 가족의 마음으로 친절해야 할 이유이다.

세상의 모든 분별은 나의 관점에서 시작된다. 인간이 이기적이라 평가받는 이유이기도 하다. 나의 선은 타인에게 악이 되기도 하고 타인의 선은 내게 악이 되기도 한다. 이해관계의 끝없는 충돌은 수평이 안 맞아 덜컹거리는 세탁기의 굉음으로 터져 나오기도 한다.

삶은 늘 공사 중이다. 불편해도 늘 고쳐가며 사는 것이 인생이다. 수리 도구는 공감에 의한 역지사지의 마음뿐이다. 이 도구는 썩 잘 든다.

- 이뉴스투데이. 2021. 03. 20

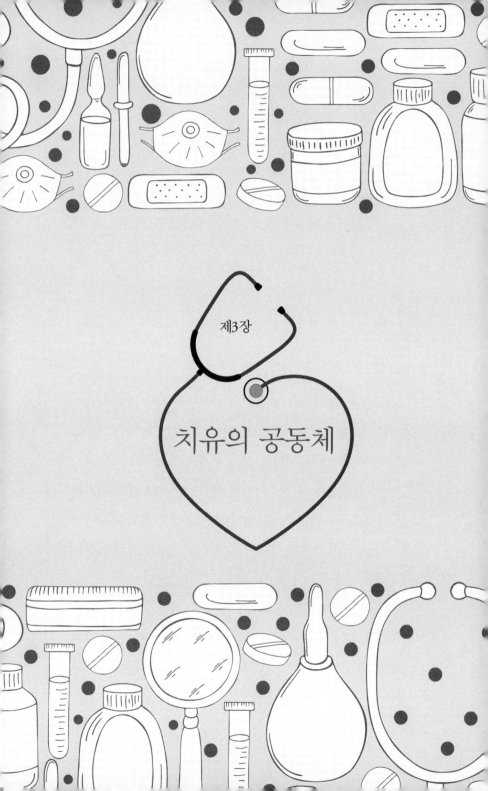

제3장

치유의 공동체

우리는 답을 찾을 것이다.
늘 그랬듯이

휴일 오후, 습관처럼 찾은 서점에서 현직 감염 내과 의사인 최영화 아주대 교수의 '감염된 독서'를 접했다. 이 책은 '책'에 관한 책이다. 의사로서의 일상을 수필처럼 써 내려가면서도 문학 속 감염병을 다루는 서평집이다. 글은 다독으로 다져진 내공과 사람에 대한 체온을 놓지 않는 감성적 품성이 배어있다. 명문으로 추앙받는 문학작품의 구절들을 감염 내과 전문 의로서의 의학적 지식을 절묘하게 버무려 인문학적 향기를 흩날린다. 질병으로 말미암은 죽음과 고통, 절망과 두려움에 신음하는 인간 존재에 대한 저자의 따뜻한 응시는 모든 문장에 절절히 스며있다. 질병과 죽음을 늘 가까이해야 하는 의사의 인생에 대해 같은 길을 걷는 이로써 깊은 여운을 안겨준다.

그녀의 책을 읽으며 자각한다. 범접하기 힘든 문학적 공력도 그러려니와 환자에 대한 온전한 시선을 따라가기 위해서도 내가 할 수 있는 일은 부지런히 읽고 쓰는 일임을 깨닫는다. 사람에 대한 반듯한 희망을 의술의 절대가치로 부여잡고 가는 것은 물론이다. 거리두기의 방식으로 고립된 전염병의 시대에 외롭지 않을 유효한 수단으로 독서만큼 좋은 것이 어디 있겠는가.

감염병의 시대에 살며 고전에서 사람에 대한 해답을 찾기도 한다. 중국 문학계의 덩샤오핑으로 불리는 노벨문학상 수상 작가 가오 싱젠은 문학을 "인간 곤경의 기록"이라고 평했다. 지극히 온당한 말이다. 무릇 질병이 '인간 곤경'의 대표적 현상임은 분명하기 때문이다. 그래서인지 죽음 앞에서 병마와 사투를 벌이는 의사와 환자의 처연한 태도들은 숱한 문학 작품 속에서 그려지곤 한다. 죽음 앞에서 유약할 수밖에 없어도 돌아봄의 미학을 내재한 사람의 이야기는 그래서 문학의 주된 주제일 것이다.

청빈한 삶을 살다간 인간과 진리를 사랑했던 대문호 레프 니콜라예비치 톨스토이의 '이반 일리치의 죽음'은 누구나 한

번 즈음은 읽었을 고전이다. 자신의 형, 드미트리가 폐병으로
세상을 떠난 것을 지켜본 경험을 바탕으로 죽음에 대한 성찰
을 고스란히 글로 옮겼다. 백여 페이지가 약간 넘는 이 짤막한
소설은 삶과 죽음에 대한 성찰의 글이다. 두세 번 읽어보았을
법도 한데 죽음 앞에서의 인간 내면을 그려낸 톨스토이의 문
장들은 의사로서의 삶을 겸허하게 만든다. 삶과 죽음에 대한
거장의 통렬한 자각 앞에 절로 고개가 숙여진다.

　그 유명한 '데카메론'도 그렇다. 코로나19로 국가적 위기를
겪고 있는 이탈리아는 감염병에 취약했던 나라이다. 14세기
이탈리아를 대혼란에 빠뜨렸던 흑사병은 근대 소설의 선구자
로 칭송되는 지오바니 보카치오의 '데카메론'의 주된 배경이
되었다. 플로렌스의 흑사병을 피해 교외의 별장으로 나간 열
명의 남녀가 열흘간 매일 한 편씩 이어간 100편의 이야기를
모은 형식이다. 흑사병이 가져온 유럽인들의 공포와 사고의
변환을 잘 보여주는 문학작품이다. 14세기 흑사병에 대한 역
사적 기록이 그리 상세하게 남아 있지 않기 때문에 그의 글은
14세기 시대상을 엿볼 수 있는 역사적 기록이기도 하다. 시대
는 멀리 떨어져 있지만 고전문학을 통해 인류는 부단히도 전
염병과의 사투를 벌여왔음을 알 수 있다.

알베르 카뮈의 '페스트'는 감염병에 대한 인간 내면을 세밀하게 그려낸 문학의 정수이다. 알제리의 해변 도시 오랑에 쥐가 나타남으로 소설은 시작된다. 도시는 아비규환에 휩싸이고 도시는 폐쇄된다. 인간의 도시는 적막한 도시로 변모한다. 초기 대응에 실패한 정부와 고립된 도시의 한계, 집단 공포로 인한 인간 이성의 분열상이 상세히 그려져 있다. 카뮈는 그 모든 것들을 인간애가 짙게 깔려있는 것으로 환치시킨다. 목숨을 바쳐 재앙과 싸운 이들로 인해 페스트는 퇴치되고 오랑시는 재창조된다. 인간의 고통과 절망을 때론 불편하게 묘사하지만 맞잡은 손의 온기가 글의 바탕에 있다.

카뮈의 '페스트'는, '고난이 오더라도 희망을 잃지 않은 공동체의 연대만이 난관을 극복하는 방법'이라고 조언한다. 감염병은 나와 네가 아닌 우리 모두를 위협하는 모든 상황이 될 수 있기 때문이다. 생활 속 거리두기를 실천하지만 시민들의 올바른 태도는 따스한 연대이지 외집단을 향한 배척이 아님을 말해준다.

아직은 선선한 6월의 어느 날, 고전 속에서 문학 속에서 감염병으로부터의 시나브로 일탈을 꿈꾸자. 늘 한계에 직면하고 절망하면서도 생명을 향한 반격의 줄기세포를 가지고 있는 존재는 사유하는 인간이다. 영화 인터스텔라의 명대사처럼 말이다.

"we will find a way. We always have. 우리는 답을 찾을 것이다. 늘 그랬듯이."

- 안태환의 의창(醫窓)

공감만큼은 아웃소싱하지 말기

    우리 사회가 잘 구분 짓지 못하는 공인과 유명인을 의미하는 셀럽은 그 개념과 역할이 다르다. 옳고 그름의 차이가 아닌 일의 성격과 사회적 책무가 다르기 때문이다. 언제부터인가 한국 사회에는 공인에 비해 셀럽의 생각과 행동을 따라가는 이들이 많아지고 있다. 공감을 위탁할 공인이 많지 않은 것도 주된 이유이겠지만 셀럽의 사회적 공감에 대한 영향력은 공인에 비해 실로 지대하다. 셀럽의 공감 능력이 사회구성원의 공감 척도가 되기도 한다. 그야말로 공감의 아웃소싱이 아닐 수 없다.

    우리 사회는 고도 근대화 과정을 거쳐 가며 개인의 자율적 사고나 합리적 판단이 제대로 대우받지 못하는 기이한 문화가 형성되었다. 그도 그럴 것이 '잘살아 보세'의 국가 가치 우선순위에는 개인보다 집단이 앞에 있었기 때문이다. 세월은 흘러 우리는 이제 팍팍하고 모진 경쟁이 난무하지만 적어도 보릿고개의 끼니 걱정은 없는 시대를 살고 있다. 누구나가 개개인의 존엄성과 창의성을 역설하기도 한다. 그러나 정작 그런 사례는 여전히 찾아보기 힘들다.

속절없는 군중심리는 정부 주도의 집단지성이 아닌 사회관계망서비스(SNS) 형태의 집단지성으로 분화되고 있고 실제로 그 현상은 사회의 여론을 지배하고 있다. 셀럽의 자극적 말 한마디와 사건·사고가 소외된 이웃들의 겨울나기보다 포털 뉴스를 뒤덮는다. 본질보다 현상이 진실의 척도가 된다. 사소한 문제를 두고도 철학 없는 진영논리로 갈라치기가 횡행한다. 이럴 때 공인과 대중, 셀럽과 대중의 공익적 방향으로의 공감은 매우 중요하다. 혼돈과 단절의 팬데믹 시대에는 더더욱 그러하다.

살다 보면 사람은 잘 안 바뀐다는 생각 때문에 때로는 깊은 절망을 느낄 때가 있다. 하긴 타인의 말에 교화되어 스스로의 한계를 성찰하는 깊은 내공을 발휘할 자가 그 얼마나 있겠는가. 그러나 함께 살아간다는 것은 서로가 서로를 변화시키는 품앗이이며 인생의 필연적 과업이다. 혼자서 살 수 없는 인생이기에 서로를 포기하지 않는다면, 끝내 서로를 더 나은 방향으로 변화시킬 수 있다는 믿음은 팬데믹 시대를 살아가는 가장 유효한 지혜이자 처세이다.

공감의 사전적 의미는 '대상을 알고 이해하거나, 대상이 느끼는 상황 또는 기분을 비슷하게 경험하는 심적 현상'을 말한다. 즉, 타인이 처한 상황을 인식하고 그의 고통뿐만 아니라 모든 감정을 함께 느끼는 상태를 의미하는 것이다. 사피엔스의 유별난 재능은 이 미묘한 차이를 감지할 만큼 섬세히 진화했다. 다만 그 능력을 제대로 발휘하지 못할 뿐이다.공감은 혐오와 차별의 시대에 저항하는 기제로 작동된다. 특히 팬데믹의 장기화로 타자에 대한 혐오와 배제의 사회현상에 시의적절하게 대응하는 가장 유효한 백신이기도 하다. 고립된 존재로 살아가지만 지금의 시절은 더 악화된 양극화와 더 심화된 차별에 직면해 있다. 인간은 누구나가 순수의 시대를 지나면 사회화되어가는 과정에 정착한다. 나이를 먹어가면서 머리로 상대를 이해하는 능력은 어느 정도 갖추게 되지만 타인을 진정으로 이해하는 공감 능력을 모든 사람이 같은 수준으로 다 가질 수는 없다. 하루가 멀다고 한국 사회에서 벌어지는 기괴한 일들의 언저리에는 공감의 부재가 어김없이 작동한다.

누구나가 매일같이 마주하는 수많은 인간관계 속에서 이해 불가인 사람들로 인해 힘겨워한다. 하지만 역지사지이다. 타인에 대한 이해와 공감을 자가 진단하는 것이 먼저이다. 나도 그렇다. 대학시절, '차가운 머리와 뜨거운 가슴'을 입버릇처럼 늘 되뇄지만 온전하진 못했다. 그 말의 의미가 구구절절 스며드는 오십 너머에 무디어진 마음을 곧추세운다. 비로소 '모든 것들의 아웃소싱'이 익숙한 시대에 취해있는 나 자신을 처연히 발견한다. 공감 능력 향상만큼은 자신의 몫으로 남겨둬야 한다는 깨달음도 다시금 확인한다. 공감, 가장 강력한 생존과 평화의 무기이니까.

- 안태환의 의창(醫窓)

선한 영향력

소외되고 고통받는 타인의 존재를 위로하고 희망을 건네는
이들이 있다. 이들의 '선한 영향력'은 흐드러진 봄꽃의 자태로
온 천지를 향기롭게 한다. 성직자도 그러하고 교육자도 그러
하며 때로는 기업인도 그러하다. 시장 좌판에서 어렵사리 모
은 돈으로 더 어려운 일상을 살아가는 이웃들에게 기부하는
키다리 아저씨도 있다.

이들의 눈부신 '선한 영향력'은 무더운 여름, 산들바람 같아
서 그 전파도 빠르고 쾌적하다. 선행을 통해 함께 사는 공동체
를 지향하는 사람들의 면면은 재물이 있어서도 아니고 사회적
지위가 높아서도 아니다. 인간의 '꼴'을 온전하게 지탱하는 삶

을 살아가기 때문이다. 누구나 할 수 있지만 누구나 할 수 없다. 최근 사회적 언어의 화두인 '선한 영향력'은 전문성과 진정성, 사람을 존중하는 태도가 있어야 비로소 가능한 공익적 역할이다.

올바르고 착하여, 도덕적 기준에 맞는 효과나 작용이 사회적으로 영향을 미치는 것은 모두 '선한 영향력'이다. 공동체를 걱정하되, 사람에 대한 희망을 놓지 않는 사람들이 대개 그 범주에 든다. 자신의 재능으로 '선한 영향력'을 선사하는 이들도 있고 진정한 돈의 가치를 보여주며 '선한 영향력'을 구현하는 이들도 있다.

세계 최대의 컴퓨터 소프트웨어 회사 '마이크로소프트'라는 이름 앞에 늘 따라붙는 수식어는 빌 게이츠이다. 세계 최고 부자의 반열에 오른 그는 마이크로소프트의 상징이 되었다. 그러나 잘 알려지지 않은 사실 하나, 마이크로소프트는 공동창업자, 폴 앨런이 작명했다고 알려져 있다. 지난 2018년, 혈액암으로 타계한 그는 고교 후배인 빌 게이츠와 인류의 문명을 바꾼 주역이었다. 개인용 컴퓨터에 적합한 소프트웨어 프로그램을 개발하겠다는 신선한 아이디어도 그였다.

시대의 흐름을 앞서간 덕에 폴 앨런도 빌 게이츠와 함께 일찌감치 억만장자가 됐다. 그 막대한 부를 자신이 하고 싶은 일에 쓰면서 동시에 세상을 이롭게 하는 모든 일에 아낌없이 내놓았다. 많은 음악 애호가들과 평론가들에게 록과 블루스 음악 역사상 가장 위대한 기타리스트로 손꼽는 지미 핸드릭스의 음악 박물관을 지어 그의 고향 시애틀에 헌납했다. 그뿐만 아니라 소외된 이들을 위한 교육과 환경 등을 위해 쓴 돈이 무려 20억 달러에 이른다.

타계한 그를 기려 애플의 최고경영자인 팀 쿡은 "우리가 사는 세상은 선한 힘을 잃었다."라고 깊이 애도했다. 성공한 이후에도 중노동에 가까운 일을 하던 폴 앨런은 진정한 돈의 가치를 '선한 영향력'으로 몸소 실천했다. 폴 앨런의 '선한 영향력'이 초유의 감염병으로 매섭고 시린 인류의 오늘을 보듬어주고 있는 것이다.

코로나19 상황은 인류가 직면한 굴레이다. 인류 역사를 돌아보면 이러한 역경 속에서도 자신의 숨은 잠재력을 뿜어내는 사람들이 있었다. 위태위태한 방역 현장의 의료진도 그러하다. 밤을 지새우며 백신과 치료제 개발에 사활을 걸고 있는 연구진이 그러하다.

공동체 속에서 각자의 재능이 눈부시게 발휘될 수 있도록 돕는 '선한 영향력'은 망설일 것도 없이 저마다의 재능으로 누구나가 할 수 있는 연대의 가치이다. 어설픈 경험치지만 타인에 대한 양보는 인간의 객관적 실체를 보여준다. 모두가 자신의 이익을 위해 분주한 소유의 시대에 주변을 밝고 행복하게 하는 데 도움을 주는 이들이 '선한 영향력'의 주체이다.

2016년 세상을 떠난 이탈리아 기호학자이자 철학자인 움베르토 에코는 유작 에세이 '미친 세상을 이해하는 척하는 방법'에서 공동체가 무너지고 파편화된 현대 사회를 불확실하고 불안정한 '유동 사회'라고 규정한다.

사람들은 끝없이 배를 채워야만 직성이 풀리는 폭식증 환자처럼 새로운 물건을 끊임없이 사들이고, 구매한 물건으로 속물처럼 자신의 지위를 드러낸다고 힐책한다. 그런가 하면 정보의 과잉 속에서 듣고 싶은 것만 듣고 보고 싶은 것만 보는 바보가 되고 있다고도 경고한다. "타인의 고통에 냉담한 인간이 되지 말자."라는 그의 성찰은 인간성이 상실되어가는 우리에게 묵직한 울림을 던진다. 그러고 보니 그도 글을 통해 '선한 영향력'을 전파한 사람이었다.

의사로서의 시간이 깊어 갈수록 매일 조금씩 더 가까이, 환자들을 위해 걸어가고 있다는 느낌이 든다. 때로는 그 길이 아무리 험난하고 기나긴 여정일지라도. 선한 의도를 지닌 채 타인을 치유하는 영향력, 그것이 내가 할 수 있는 사회적 '선한 영향력'이라고 믿는다. 그래서 난 힘들고 지친 일상 속에서 오늘도 말한다. "아픈 당신이 괜찮다면, 저는 괜찮습니다."

- 글로벌경제신문. 2021. 02. 01

팬데믹의 시대, 양보의 힘

언제부터인가 종이 활자가 불편한 세상을 살고 있다. 그도 그럴 것이 날로 진일보하는 IT 기술은 게으름을 강요하기 일 쑤이다. 굳이 책을 사러 서점에 가지 않아도, 굳이 신문을 읽지 않아도 손안의 이동전화는 알라딘의 요술램프처럼 신통방통하게 문화적 욕구를 채워주기 때문이다. 이런 세상을 살며 고리타분한 고전을 꺼내들기 난망하지만 여전히 고전의 지혜는 유효하며 향기롭다.

중국 당나라의 정사로서 이십오사의 하나인 당서에는 '종신 양로불왕백보(終身讓路不枉百步)'라는 글귀가 있다. 한평생 동안 계속 남에게 밭고랑을 양보한다 해도 잃은 것의 합계는 일단도 되지 않는다는 의미이다. 겸양의 덕으로 처세하면, 잃는 것은 적고 얻는 것이 많음을 이르는 지혜로운 말이다. 쉽지 않으나 참된 인간의 길을 가고자 한다면 새겨들을 가치이다.

축구선수 손흥민은 그 미덕을 젊은 나이에 깨우친 모양이다. 그가 뛰고 있는 토트넘은 얼마 전 치러진 유로파리그 조별리그 오스트리아 라스크 린츠와 맞붙었다. 토트넘의 득점 상황에서 페널티킥 키커로 내정된 손흥민은 같은 팀 선수인 가레스 베일에게 페널티킥을 양보했다.

득점에 성공한 베일은 경기 후 인터뷰에서 "손흥민이 기꺼이 양보해 주어 행복했다."라며 고마움을 표했다. 이날 경기에서 맹활약한 손흥민은 실력만큼이나 인성까지 바른 선수라는 팀 내 평가와 팬들의 지지를 얻었다. 양보가 가져다준 선물이다.

교통체증으로 막힌 도로에서 구급차나 소방차가 지나갈 길을 터주는 양보의 현장은 이제 익숙하다. 양보하는 문화가 정착해 간다는 의미이다. 인명을 다루는 구급차에 있어서 일 분일 초는 말할 나위가 없는 소중한 시간이다. 소방차도 그러하다. 화재 발생 5분이 지난 뒤에는 1분이 늦어질 때마다 사람의 생존율이 무려 25%씩 감소하고 화재는 초기 진화에 실패할 수 있을 정도로 덩치를 키운다고 알려져 있다. 시민의 양보는 사회공동체를 안전하게 해준다.

지금은 해소된 마스크도 코로나19의 초기에는 품절 대란을 야기했다. 정부가 공적 판매하는 보건용 마스크 구하기가 '하늘의 별 따기'였다. 이런 상황에 온라인에서 마스크가 긴급하게 필요한 사람들에게 돌아갈 수 있도록 하자는 취지의 '마스크 안 사기 운동'은 우리 시민들의 성숙한 시민의식의 완결이었다.

소셜미디어에는 마스크를 여유 있게 보유하고 있다면 당분간 구매하지 말자는 '마스크 안 사기 운동'이 활발하게 전개되었다. 꼭 필요한 이들에게 마스크가 갈 수 있도록 하자는 선한 취지였다. 코로나19가 확산하는 상황에서 보건용 마스크는 생존의 보루였지만 공급이 수요를 따라잡지 못하고 있는 안타까운 상황에서 자발적 양보의 미덕으로 '수요 줄이기' 운동을 시작한 것이다. 의사로서 이 같은 사회현상은 왜 우리가 의료 선진국으로 나아가는지 여실히 확인해 준 아름다운 풍경이었다.

우리 몸은 신이 거하는 성전이라고 한다. 의학의 아버지 히포크라테스는 "우리 몸에 100명의 의사가 있다. 음식으로 고치지 못한 병은 약이나 의사도 못 고친다."라고 설파했다.

날로 기승을 부리는 코로나19로부터 가장 확실한 예방책은 우리 몸 안에 있는 자연 면역과 위생을 잘 유지하는 것이다. 그에 더해 백신과 도저히 비교가 안 될 정도로 강력하고 부작용이 없으며 안전한 예방은 거리두기 수칙을 준용하는 것이다.

큰소리로 승강기 안에서 통화하지 않는 배려, 자신의 몸에 이상이 느껴지면 지체 없이 선별검사소로 향하는 노력, 보고 싶은 이들과의 모임을 뒤로 하는 모든 노력이 개인주의적 일상을 뒤로하는 양보의 미덕이다. 양보는 팬데믹의 시대, 힘이 세다. 코로나19는 양보에 나약하고 이기주의에 가혹하다.

- 글로벌경제신문. 2021. 12. 15

노아 이야기

예수가 탄생한 정확한 날짜를 가늠하긴 쉽지 않지만, 신약 성경에 유대의 왕 헤로데스 때의 일이라고 적혀있으니 대략 BC 4년경 정도로 추정된다. 예수 탄생 무렵 지구에는 약 3억 명이 살고 있었다. 2020년 오늘, 약 77억 명이 살고 있으며 매 60초마다 156명이 늘어난다. 기하급수적이다. 폭발적 인구의 증가만큼 환난도 크다.

창세기 6장에서 8장까지에는 신이 만들라고 명했던 '노아의 방주'가 기록돼 있다. 홍수에 대한 이야기는 구약성서의 에피소드 중 가장 웅장하며 신비롭다. 익히 알려진 내용이지만 소개하자면 이렇다. 인간이 끝없이 타락하자 신은 인간을 파멸시키고 새로 시작하기로 결심한다. 그 당시 인구는 가늠하기 어렵다. 신은 인간을 벌하고자 대홍수를 내렸고, 노아를 위시한 8명의 가족과 정결한 짐승 암수 일곱 마리, 부정한 짐승 암수 한 마리씩, 그리고 새 암수 일곱 마리씩을 싣고 밀어닥친 홍수를 피하였다. 대홍수를 만나 모든 생물이 전멸하고 말았지만 이 방주에 탔던 노아의 가족과 동물들은 살아남았다.

방주는 이때부터 악이 파멸했을 때 선한 사람들이 살아남는 천국을 상징했다. 누구나 한 번쯤은 보았을 영화, 극악무도한 나치로부터 유대인을 구하는 스티븐 스필버그 감독의 '쉰들러 리스트'는 토머스 케닐리의 '쉰들러의 방주'를 원작으로 각색되었다. 영화를 보고 나면 원작의 제목이 왜 '노아의 방주'를 차용했는지 절로 수긍이 간다. 방주는 고난에 처한 인간에게 희망이었고 생명이었다.

개인적으로 선호하는 독일 작가, 제바스티안 피체크의 소설 '노아'는 전 인류가 고민해야 할 사회 문제의 화두를 던진 소설이다. 무조건적인 성장 우선주의에 매몰되어 최대한의 자원 파괴도 마다하지 않는 국가의 경제 시스템에 대한 첨예한 문제의식을 담은 역작이다. 특히 '노아' 속 이야기들은 '코로나19'로 고통받는 현재 인류의 상황과 매우 흡사하다.

소설 '노아'에서는 마닐라 독감이라는 전염병의 공포에 휩싸여 있는 세상에서 수많은 사람이 죽어 나간다. 하지만 걷잡을 수 없이 퍼져나가는 전염병을 막는 방안은 묘연하다. 환경 파괴, 기아, 기후 변화, 빈부 격차 등 사회적으로 예민한 주제를 공감 있는 문장으로 피체크는 인도한다. 지구를 과부하 상태가 되도록 소모하던 인류에게 경종을 울린다. 그렇다. 소설 속 가공된 이야기는 인정하고 싶지 않은 우리의 이야기이다. 우리는 이런 세상에 살고 있다. 더더욱 놀라운 것은 소설 속 이야기가 현실 속에서 버젓이 재현되어도 우리는 애써 외면할 뿐이다. 무감각할 뿐이다. 그 결과는 혹독하다.

피체크는 정신의학에 대한 해박한 지식을 바탕으로, 지속 불가능한 사회 시스템을 폭로하고 인류가 처한 디스토피아적 상황을 그려낸다. 그리고 우리를 끝내 무디게 만드는 건 무엇인지 성찰하게 한다. 증가하는 인구, 환경의 파괴, 기후 변화, 기아, 물 부족, 빈부 격차 등 인류가 당면하고 있는 모든 난제를 담담한 문장으로 응시한다.

소설 '노아'의 한 구절이다. "우리는 실재하는 사실들을 알고 있어. 어떤 천치라도 구글로 검색할 수 있지만 우린 못 본 척 지나쳐버리지. 비참함에 대항하는 어떤 일도 하지 않아. 대체 왜? 우리가 원치 않기 때문이야. 왜냐하면 우리는 이득을 보니까." 성장 우선주의의 전형적인 이기적 담론이다. 그 안에 인류의 존엄과 가치는 없다.

창세기의 홍수처럼 몹쓸 전염병이 창궐했다. 2020년을 살아가는 우리에게 코로나 백신만으로는 노아의 방주를 만들어 낼 수 없다. 자연환경에 대한 소중함, 상실되어가는 휴머니즘의 복원, 공동체의 연대만이 인류의 생명을 구할 수 있다. 그건 틀림없다. 예수 탄생 이후 인구는 태산처럼 늘어났으나 타락하지 않는다면 그것만으로 징벌을 당할 이유는 없다. 신은 살아남은 노아에게 다시는 대홍수 같은 징벌을 내리지 않겠노라고 약속했다. 성경에 그 징표는 무지개로 알려져 있다. 그러나 우린 아직도 그 무지개만을 의지하고 있다.

지구촌에 밀어닥친 갖가지 시련은 인간 스스로 만든 처연한 결과이다. 지금 우리는 다시 노아를 기다리고 있다. 그러나 생활 속 거리두기와 마스크 착용을 하는 배려 있는 시민들이 바로 노아이다. 그런 노아들이 끝내 방주를 만들어 낼 것이다. 더불어 사는 세상, 놓칠 수 없는 가치인 사람에 대한 희망이 방주의 재료일 것이다.

같은 마음이기에 피체크도 동의할 소설 '노아'의 구절에 대한 호기 있는 반박. '비참함에 대항하는 어떤 일도 하지 않는 것은 이득을 보는 것이 결코 아니다.'

- 이뉴스투데이. 2020. 07. 06

두 분의 교황 두 분의 추기경

　평소 존경하고 흠모하던 정진석 추기경의 선종 후, 자진 사임으로 바티칸을 뒤흔든 교황 프란치스코와 후임 베네딕토 16세의 실화를 담은 영화 '두 교황'을 찾아보았다. 인생의 여적부터 신앙관과 세계관까지 너무도 다른 두 교황 간의 대화를 담담하게 풀어낸 영화는, 차이는 상처를 낳지만, 이해의 과정을 통해 치유로 변할 수 있다는 진실을 깨닫게 해준 영화이다.

　특별한 극의 전개도, 그렇다고 아름다운 영상미를 담아낸 스틸도 딱히 없는 영화의 126분 러닝타임 내내 몰입할 수 있었던 것은 가톨릭 신자라서가 아닌 두 노배우의 열연에 입혀진 두 교황의 우정이었다. 얼마 전 오스카에서 영화 '더 파더'

로 남우주연상을 수상한 앤서니 홉킨스의 베네딕토 16세 연기
와 프란치스코로 분한 조나단 프라이스의 열연은 과히 명불허
전이 아닐 수 없다.

잘 알려진 사실이지만 프란치스코 교황은 남미 해방신학의
선구자로서 진보적 성향을 지닌 교황이었다. 그에 반해 현재
의 베네딕토 16세 교황은 해방신학을 비판한 보수신학자였다.
어쩌면 가톨릭 교계 내에서는 신앙적 방향의 대척점에 서 있
는 관계였었다. 그럼에도 두 교황의 대화는 상대에 대한 존중
그리고 신앙에 대한 가치를 분열이 아닌 다름의 인정으로 받
아들인다. 보수와 진보, 두 개의 진영논리에 포획당한 대한민
국 속에 사는 우리로서는 종교적 색채가 짙은 영화로서가 아
닌 치유와 화합의 메시지로서 그 가치는 충분하다.

한국 추기경으로 혼자 남으신 염수정 추기경은 정진석 추기
경 선종 미사에서 '김수환 추기경이 아버지였다면 정진석 추
기경은 어머니'라며 그를 추모했다. 영화 '두 교황'의 프란치스
코와 베네딕토 16세처럼 우리 두 분 추기경의 역할은 너무도
대조적이었다. 우리의 시대상이 달랐기에 그 역할도 달랐을
것이다.

1969년, 교황 바오로 6세로부터 서임을 받은 스테파노 김 수환 추기경은 군인이 정치하던 어두웠던 시절, 한국 민주화 의 기댈 언덕이었다. 명동성당은 수많은 민주화 인사들과 시 위 학생들의 도피처였으며 한국 사회 양심의 보루였다. 그 중 심에 김수환 추기경이 있었다. 혹자들은 그를 민주투사라고 평가하기도 하지만 모든 생명의 존엄성을 지키려는 가톨릭 사 제로서의 당연한 의무였다. 암울했던 시대는 가톨릭의 역사적 소임을 요구했다. 민주화 이후 많은 국민은 김수환 추기경의 사제로서의 용기 있는 언행에 깊은 감동과 위로를 받았다.

니콜라오 정진석 추기경은 2006년, 베네딕토 16세로부터 추기경 서임을 받았다. 북한의 인권 문제에 단호했다. 때론 어 지러운 교계의 질서에 엄격했다. 급격한 변화보다는 한국 가 톨릭의 안정적 역할과 교세를 추구했다. 그는 투병 중에도 연 명치료를 거부했고 장기기증을 서약했다. 사제로서의 삶은 늘 검소하고 소탈했다. 가는 길에 그의 손에 들려져 있는 것은 묵 주 하나뿐이었다.

한국 가톨릭은 모범적 길을 걷고 있다. 청년층으로부터 외 면받는 종교계에서 젊은 신자가 지속해서 늘고 있는 종교는 가톨릭이다. 시대가 요구했던 김수환 추기경의 사회참여와 민주화 이후 정진석 추기경의 사회통합 쓰임으로서의 가톨릭 지향점이 이룬 선순환적 결과이다. 두 분 추기경의 역할은 대한민국 발전의 자양분이 되었다. 두 분 추기경이 '아버지와 어머니 같았다'라는 염수정 추기경의 추도사 배경이다.

선종한 정진석 추기경은 경기 용인의 가톨릭 성직자 묘역에 안장되었다. 그 옆에는 2009년 선종한 김수환 추기경의 묘가 있다. 영화 '두 교황'처럼 두 분은 선대와 후대 추기경으로서 신앙적 담론을 나누실 것이다. 외롭지도 않으실 것이다.

김수환 추기경의 묘비에는 '너희와 모든 이를 위하여', 정진석 추기경의 묘비에는 '모든 이에게 모든 것'이 새겨져 있다. 서로 다른 역할을 하였던 사제의 길이었지만 두 사람의 희망은 같았다. 살뜰한 인간존중이었다. 모든 신앙의 가치가 아닐 수 없다. 두 추기경의 천국에서의 영면을 기원드린다.

- **쿠키뉴스**. 2021. 05. 03

언어의 재구성

비문에 가까운 표현이지만 세상의 모든 책은 들어 본 책과 들어보지 못한 책으로 분류된다. 활자를 제대로 가늠할 수 있는 인생을 사는 동안, 제아무리 다독하더라도 읽은 책들은 세상의 책 중 극히 일부분에 지나지 않기 때문이다. 이기주 작가의 '언어의 온도'가 그러했다. 들어는 본 책이었지만 읽어 볼 기회는 딱히 없었다. 서점 진열대, 책 제목이 주는 청량함에 이끌려 잠시 응시했던 기억으로 남았을 뿐이다. 그랬던 책을 봄을 기다리며 근간에 읽었다.

책은 참 쉽게 읽힌다. 분량도 무겁지 않다. 금세 읽을 수 있고 미처 생각하지 못한 관점을 일깨워 준다. 언어에 내재한 관계의 소중함과 절실함을 농밀하게 담아냈다. 한국어의 아름다움을 제대로 표현한 문장들은 경이롭고 신선했다. 무엇보다 작가의 사람들에 대한 따뜻한 시선이 좋았다. 주변 사람들의 일상적 삶을 기록한 글들은 차분하고 애정이 스며들어 있었다. 무심코 지나쳤을 타인에 대한 작가의 응시는 잔잔한 애정으로 써 내려간 글임을 알게 해준다. 살며 사랑하다 어느 날 삭막해진 오후에 커피와 함께 읽어 내려가도 좋은 글이다. 퍽퍽한 세상살이에 고즈넉한 위안이 된다.

이기주의 글이 체온이 있는 것은 사람에 대한 공감에서 비롯된다. 타인에 대한 배려의 말들이기에 부드럽고 달콤하다. 거친 세상을 살며 분노와 미움 같은 부정적 감정으로 점철된 날들은 누구에게나 있다. 그 시작은 이성이 아닌 감정에서 잉태된 분노의 말, 한 마디에서 시작될 수 있다. 누군가에게 생채기를 남기는 상처 주는 말들은 서슬 퍼런 뾰족한 유리 파편 같다. 인간의 존재를 위압하는 모진 말은 깨진 유리의 모서리로 부지불식간에 돌이킬 수 없는 상처를 입힌다. 누구나 그러한 경험을 지니고 산다. 절제된 언어의 지혜를 누구나가 갈구하지만 쉬이 허락되지 않는다. 단단한 철학과 내면의 울림이 있어야 가능하다. 그래서 언어는 '사람 꼴'의 증표가 된다.

'입 밖으로 나온 말은 돌이킬 수 없다.'라던 선인들의 지혜는 오늘날에도 여전히 유효하다. 미처 생각하지 못했던 가공할만한 언어의 무게는 관계의 근간이며 존재 이유가 된다. 모두가 외롭고 매우 어려운 시대를 살지만 공동체를 위한 말은 어떤 모양새를 지니고 있을까. 이기주의 글처럼 '아름답지만 가시가 있는 장미 같은 말'보다 '흔하지만 예쁜 토끼풀 같은 말'에 사람들의 시선은 살포시 머문다. 우리들의 언어가 재구성되어야 할 이유이다. 고운 말은 시대를 가리지 않고 사랑받는다.

공격적이고 평가로 점철된 언어는 늘 그늘을 드리운다. 상대에게 상처를 준 말은 쉬이 사라지지 않는다. 소멸된 기억으로 남지 않는다. 정형화된 인스턴트식 인간관계가 아닌 유기농 인간관계를 가져가는 이들은 늘 사람들 속에 있다. 이들의 특징은 섬세하다. 한결같이 상대의 감정과 희망을 보듬기 위한 언어를 일상적으로 구사한다. 이런 식이다. 친구를 앞에 두고 "넌 이해심도 많아서 내겐 더없이 좋은 친구야."를 나지막이 고백한다. 그러나 대개의 사람은 가까울수록 언어의 절제는 사라지고 친근함의 표시로 "넌 성격이 좋아서 내겐 편한 친구야."라는 말을 하는 이들도 있다. 그 순간, 서로 가벼이 웃고 지나치지만 상대의 마음은 서운함이 자리한다. 점 하나, 조사

하나로 언어의 결이 달라지는 것이다. 사려 깊지 못한 언어는 가족에게도 상처를 입힌다,

매일같이 환자를 대하며 체득한 굳건한 진실이 있다. 언어에는 확실히 체온이 있다는 것이다. 체온이 묻어나는 언어는 타인의 고통과 슬픔을 끈덕지게 포용한다. 그러나 가슴보다 머리에서 분출되는 언어에는 즉흥적 감정이 잔뜩 실리기 마련이다. 성난 사자의 울음처럼 말하는 사람은 그 순간 시원할지 몰라도 듣는 사람은 공포심과 극심한 내상을 입을 수 있다. 건조하고 삭막하며 서늘한 언어도 모든 관계에 있어서 위태롭기는 마찬가지이다.

지위 고하를 막론하고 삶과 죽음은 차별이 없다. 특별할 것 없는 인생이다. 살아가는 동안 타인을 안아주는 언어는 삶을 평온하게 한다. 모든 언어는 다붓다붓 재구성된다. 모든 인간관계도 그렇다. 여럿 가운데 가장 좋은 사람을 의미하는 '머드러기'가 되고 싶거든 달보드레한 언어의 재구성이 필요하다.

- 안태환의 의창(醫窓)

미안해요, 리키

신년 벽두, 눈시울을 붉히며 영화 '미안해요, 리키'를 보았다. 칸 영화제에서 봉준호 감독의 '기생충'과 치열한 경쟁을 벌인 작품이라 일찌감치 보겠노라 점찍어둔 영화였다. 믿고 보는 켄 로치 감독의 작품이라는 점도 호기심을 자극했다.

영화 속 주인공 '리키 터너'는 건설 현장에서 안 해본 일이 없는 노동자이다. 기반 공사, 배수 공사, 굴착은 물론이고 바닥 작업, 판석 깔기, 심지어 무덤 파기까지 그는 늘 가족을 위해 살아온 성실한 가장이다. 그러던 그가 벌이가 더 좋을 거라는 친구의 말에 이끌려 혼자 하는 일을 택한다. 택배기사였다. 가정방문 요양사 아내의 차까지 팔아 소위 영끌해서 구입한 택배 지입차량은 그의 온전한 삶의 전부가 된다. 리키가 택배 회사 간부와 면접을 보는 영화의 첫 장면은 켄 로치 감독의 전작인 그 유명한 '나, 다니엘 블레이크'의 첫 장면과 자연스레 오버랩된다. 이 양반 메시지는 늘 불편하지만 걸출하다.

영화의 원제는 'Sorry, We Missed You'이다. 수취인 부재중일 때 택배기사가 남기는 고객에게 전하는 메모이다, 어림짐작이지만 노동 인권의 사각지대에 있는 택배기사 리키에 대한 사회적 미안함을 담았을 것으로 생각된다. 영화는 택배기사의 일상을 따라 흐른다. 잘 알려진 대로 개인사업자 형식을 지닌 직업이 택배기사이다. 일하는 만큼 수당을 받는 임금구조이다. 쉴 새 없는 리키의 노동은 비로소 이해가 된다.

한국의 리키들도 그러하다. 코로나19 시대를 살며 택배기사들에게 재택근무는 남의 일이며 아프면 쉬기, 거리두기 같은 방역 수칙들은 그들의 삶과 전혀 무관하다. 무한 경쟁으로 치닫는 배송은 '더 빨리'가 대세가 되었고 조금이라도 늦어질라치면 고객의 원망이 하늘을 찌른다. 과로사와 생계 문제로 올해 택배 노동자 16명이 그 고귀한 목숨을 잃었다. 심근경색, 뇌출혈, 심장마비라는 사인 뒤에는 주당 평균 72시간에 달하는 장시간의 근무와 새벽까지 이어지는 심야 노동, 아파도 쉴 수 없는 환경 등이 도사리고 있다. 그들의 가슴 아픈 노동의 그늘은 이제 익숙한 이야기가 되었다.

한국 사회 택배의 대명제가 되어버린 '오늘 주문, 내일 도착'은 세계에서 빨리빨리 문화의 선도자인 우리만의 물류 시스템이다. 많은 이들이 '비대면'이라는 생존 대안을 선택하면서 지난 일 년 동안 최소한의 삶을 지탱할 수 있었다. 이 시스템이 작동했던 이유는 리키와 같은 택배 노동자들의 보이지 않는 노동이 있었기 때문이다. 큰 차이는 없겠지만 영국은 노동 인권이 양호해 그나마 나을지도 모른다. 우리는 더했다. 한국 사회 알려진 택배 노동자의 규모만 5만여 명에 이른다. 이들의 고된 노동은 아직도 현재 진행형이다.

성실하고 튼튼한 육체를 지녔지만, 가장으로서의 자존감 강한 리키와 더불어 영화는 가정 요양사인 그의 아내 애비의 애환도 그려낸다. 그녀가 일하는 요양사의 과정에서는 사람의 체온이 봄날 아지랑이처럼 피어오른다. 애비는 육체적으로 힘든 노인을 진심으로 보살핀다. 힘겨운 직업이지만 모든 노인을 부모처럼 보살핀다. 아프고 노쇠한 노인들은 애비에게 무한 신뢰를 느낀다. 종종 느끼는 것이지만 의료진들의 정성 어린 보살핌에 환자들이 보내주는 감정과 같을 것이다.

'미안해요, 리키'는 켄 로치의 전작 '나, 다니엘 블레이크'보다 더 직설적이다. 영화를 보는 내내 마음 한편, 깊은 슬픔이 밀려온다. 열악한 노동구조 속에서 한 가족의 몰락 위기는 먼 나라 영국만의 일이 아닐 것이다. 그러나 직시해야 할 진실이다. 이것이 영국만의 문제만이 아니라는 점은 자명하지 않은가.

전제된 배송 기일이 다소 더디더라도 택배기사에게 재촉하는 전화를 하지 않는 일, 기다려 주는 일, 무거운 짐을 부칠 때 손잡이가 있는 박스에 포장하는 일, 병원으로 오는 택배기사에게 "기사님 고생 많으세요. 고맙습니다." 사람의 언어 한마디, 그런 최소한의 예의를 가지는 일, 그것이 저마다의 위치와 자리에서 일하며 삶을 영위하는 사람들 간 연대의 정신 아닐까.

'미안해요, 리키'에 담긴 일상의 부끄러움이 민낯의 아름다움으로 더 널리 공유되도록, 오늘은 SNS에 영화 포스팅을 해야 되겠다.

- 글로벌경제신문. 2021. 01. 05

조조 래빗의 자유

뉴질랜드는 천혜의 자연환경을 지닌 환태평양 섬나라이다. 삼십 대의 열혈청춘에 배낭여행 길, 뉴질랜드의 풍치에 빠져 눌러앉기로 작정한 오랜 친구의 근황이 페이스북을 통해 전해져왔다, 마스크를 끼지 않은 채 일요일의 여유를 공원에서 한가로이 만끽하는 사진 속 그의 얼굴은 마냥 평화로웠다.

지난해 11월 18일 이후 확진자 제로 상태가 지속하고 있어 코로나 종식 단계에 이른 국가로 평가되는 뉴질랜드는 지금 코로나19로부터 자유롭다.

돌아보면 코로나19 창궐 당시, 일찍부터 강력한 방역에 나

섰던 결과일 것이다. 방역이 성공적으로 이뤄진 덕분에 뉴질랜드는 가까운 이웃 나라 호주와 함께 2주간 자가 격리와 검역을 시행하지 않고 양국 간 자유로운 이동을 허용하는 트래블 버블을 도입한다고 한다. 마냥 부럽기만 한 뉴질랜드의 코로나19 상황은 광활한 대자연 속 인구분포의 특성과, 국민들이 초기 골든타임에 잘 따라준 여건이 작동한 결과라고 짐작된다. 뉴질랜드인들의 자유는 그래서 더 달콤할 것이다.

우리는 뉴질랜드 시민들처럼 언제 즈음 마스크 없는 일상을 살게 될까. 이 겨울, 눈 온 거리를 사뿐사뿐 걸어 다닐 수 있을까. 살고 있는 아파트 입구에서, 즐겨 찾던 음식점에서, 엘리베이터 안에서의 손 소독제는 언제 사라질까, '출입을 허하노라'라는 개인 정보 작성의 의무로부터 언제가 되어서야 자유로워질 수 있을까. 저녁이면 사랑하는 이들과 망설여지지 않는 술한 잔을 나눌 수 있을까, 이러한 그리운 염원이 많아질수록 우리를 괴롭힌 감염병의 시대는 참으로 고약하다.

그러고 보니 우린 너무 오래 그런 사소한 모든 것들로부터 격리되어 있었다. 그래서인지 질병으로부터의 자유는 타는 목마름이다. 그러나 군중 속 밖은 여전히 위험하다.

얼마 전 보았던 타이카 와이티티 감독의 영화 '조조 래빗' 속 소년의 자유도 그랬다. 유대인은 혐오스러운 존재이고 세상에서 사라져야 할 민족이라는 인종차별적 말들을 달고 사는 소년 조조. 그는 이제 갓 10살이다. 끔찍한 나치즘을 외치기엔 너무도 연약하다. 조조는 히틀러의 호위무사가 되겠다는 꿈을 품고 열심히 나치즘 교육을 받는다. 또래 아이들처럼 무리에 속하고 싶고 친구도 사귀고 싶지만 그게 잘되지 않는다. 몸도 약하고 심약하기 때문이다. 작은 동물을 쉽게 죽이는 친구들이 조조를 '겁쟁이 토끼'라고 놀린다. '조조 베츨러'는 그렇게 영화 제목인 '조조 래빗'이 된다. 그런 조조에게 집 밖의 자유는 도달할 수 없는 동경과 그리움이다.

친구도 없고 집에만 웅크리고 있던 조조에게 새로운 비밀 친구가 생긴다. 조조 집 벽장 속에 숨어 있던 누나 잉거의 친구인 유대인 소녀 엘사이다. 조조는 겁에 질려 칼을 쥐어보지만, 유약한 몸과 마음마저 나약한 조조는 엘사를 차마 죽이지 못한다.

전쟁의 포성과 공포 속에 문밖에 나가지 못하는 둘은 서로 먹을 걸 나누고 얘기를 나누면서 마음을 공유하기 시작한다. 세상의 모든 것들을 이분법적으로 둘로 나누는 법만 배운 조조에게 엘사는 공감과 자유의 소중함을 일깨워 준다. 조조는 이를 통해 전쟁과 혐오뿐인 세상엔 다른 자유와 평화가 있다는 지극히 평범한 진실을 깨닫는다. 소년 조조는 비로소 혼자만의 전쟁에서 동지를 얻게 된다. 다행히 영화는 해피엔딩이다. 영원히 끝나지 않을 것 같은 전쟁의 끝이 보이고, 다시는 나올 수 없을 것 같던 집 밖으로 사람들이 쏟아져 나온다. '조조 래빗'의 이야기처럼 우리에게도 부디 그런 날이 오기를, 바라는 마음은 어디 나쁠일까.

너무도 가혹한 거리두기의 시대, 모두가 저마다의 삶 속에서 때론 이기적인 것이 생존의 방법이라고 우매하게 믿고 살던 우리였었다. 그러나 타자와의 거리를 좁히는 일의 빛나는 아름다움을 새삼 기억하게 만드는 이야기, 영화 '조조 래빗'을 닫힌 사회, 자유에 대한 갈망이 그리운 시대에 나지막이 권해 본다.

- 글로벌경제신문. 2021. 01. 19

일상의 영웅

대개의 사람은 휘황찬란한 논리보다 서사적 이야기에 마음이 움직인다. 과장된 허상의 이미지인 줄 알면서도 서사적 이야기를 선호하는 이유는 인간의 뇌에 그 해답이 있다. 살면서 터득한 온갖 지식과 기억들은 시간이 뒤엉켰지만, 종국에는 살아온 풍경들로 각인되어 있기 때문이다. 그 기억의 편린들은 대부분 좋은 기억보다 아쉬운 기억이 태반이다. 부족함에서 기인한 관계의 순간들이 대부분이기 때문이다.

인간은 활자의 기억보다 언어의 기억을 유독 오래 갖는다. 저마다의 희망과 불안으로 채색되어 때로는 상처로 때로는 교훈으로 삶을 지배한다. 그래서인지 이루지 못한 꿈이 많은 사회는 소망을 대체할 영웅의 이야기에 열광한다. 할리우드 블록버스터 속 영웅들이 대중에게 사랑받는 이유이기도 하다.

영화 속 슈퍼히어로들의 전지전능한 초능력은 상상을 초월하는 힘이지만 현실에선 실현 불가능한 존재임을 우리 누구나가 익히 안다. 산타클로스의 존재는 동화지만 오매불망 그를 기다리는 동심으로 튼실하게 존재하듯이. 숨이 막히는 코로나19 팬데믹의 시대에 인류를 구원할 담대한 영웅은 오지 않지만, 일상 속 슈퍼히어로들은 우리 곁에 백신처럼 존재한다. 보다 현실적이며 체감이 크다.

코로나 확진자 전담 병동 소속 간호사의 존재가 그랬다. 봄이 여물어 가는 지난 5월 야간근무를 마치고 퇴근하던 그녀는 서울 지하철 9호선 가양역 승강장에서 심정지로 쓰러진 50대 남성을 발견한다. 그녀는 순간의 망설임도 없이 119구급대가 도착하기 전까지의 골든타임 동안 심폐소생술을 실시한다. 끝도 없는 코로나19 의료현장의 최일선에서 지칠 대로 지친 고단한 삶이었지만 이름도 모르는 한 시민의 절박한 긴급 의료 상황에 지체 없이 대응했던 것이다. 응급의료를 이해하는 이들에게는 마블 히어로의 그 어떤 영웅보다 그녀의 존재가 신화적이다.

뉴스 화면에는 의식을 잃고 쓰러진 남성의 가슴을 압박하고 스마트폰 불빛으로 동공 상태를 확인하는 등 응급처치를 시작한 지 약 1분 정도가 지나자 호흡이 없던 남성은 숨을 쉬기 시작한다. 신고 접수 8분 만에 구급대가 도착했는데, 심정지 환자를 살릴 수 있는 골든타임 4분 안팎을 그녀는 지켜냈다. 의사의 시선으로 그녀의 과감하고 즉각적인 처치는 결코 쉬이 할 수 있는 일은 아니다. 간호사로서 인술을 행하는 그녀의 영웅적 모습은 지구를 구하는 비현실적 영웅보다 사람들의 마음을 더 크게 움직였을 것이다.

낯선 주장일 수 있지만, 인간의 뇌는 추상적 문제를 이해하도록 진화하지 못했다. 그래서인지 개인주의와 자본이 발달할수록 신뢰의 프레임은 눈에 보이는 것들에 유독 집착한다. 그래야만 질서정연해지고 불안정성이 감소한다고 믿는다. 누구나가 규칙적이고 일관성 있는 패턴을 선호하는 배경이다. 선악의 단편적 구분이 그러하고 획일적 잣대로 세상을 재단하는 일들이 만연되는 이유이다. 그러나 그게 어디 옳은 일인가. 오만가지의 인간 군상과 생각들이 범람하는 시대에 살며 타인의 다양성을 인정하지 않고 배려하지 않는 삶이 어찌 평온할 수 있단 말인가.

가족은 가깝고 타인은 먼 사회로 줄달음쳐 가는 한국 사회에서 허용되는 행동과 해서는 안 되는 행동을 스스럼없이 자녀들에게 알려주는 생존의 법칙에는 '남의 일에 함부로 끼어들지 말라'라는 건조한 교육이 자리하고 있다. 그럼에도 불구하고 타인이었을 한 시민을 구한 간호사의 행동은 용기였고 배려였으며 사회 공동체와의 교감이었다. 이럴 때 '일상 속 영웅'이라는 호칭은 당연하다.

돌이켜보면 영웅들의 역사는 유구하지만, 그 패턴은 오늘날에도 크게 변하지 않았다. 모든 영웅의 이야기는 선이 승리한다는 보편적 진리에 기반한다. 그러나 현대사회는 용기를 낸 자들에게 가혹하며 정의에 대한 책임마저도 지우려 하는 불공정의 사회이기도 하다. 우리 사회가 공정성에 대한 믿음이 뿌리를 내리려면 타인의 삶 또한 보듬을 수 있다는 가치가 존중받는 사회가 되어야 한다. 그것이 첫걸음이다.

코로나 포비아, 어느새 2년, 신혼여행을 미루고 병원을 지킨 간호사, 사람의 발길도 뜸해진 밤 12시, 지하철을 소독하는 방역원, 연일 이어지는 역학조사로 지쳐가는 공무원, 거리두기로 단절과 자유를 잃어가는 시민들, 그리고 그 누구보다 힘들었을 소상공인 모두가 잘 버텨내는 새해이길 소망한다. 그러기 위해 일상 속 영웅들이 더 많이 등장해 우리 모두를 위로해

주길….

- 쿠키뉴스. 2022. 01. 06

'오징어 게임'

오징어는 한자로 오적어(烏賊魚)로 표기한다. 오징어의 검은 먹물을 까마귀에 빗댄 '오(烏)' 자에 물고기를 뜻하는 '즉(鯽)' 자를 써서, '오즉어(烏鯽魚)'라 쓰였는데 후세에 음이 같은 '오적어(烏賊魚)'가 되었고 오늘날의 오징어에 이르렀다고 알려져 있다. 기록된 문헌을 찾을 수 없으니 구전이라 해도 무방하다.

오징어는 명태와 함께 우리 민족이 즐겨 먹는 해산물이다. 서민의 대표적 음식으로 통용된다. 오징어는 스스로 몸을 변화시켜 감정을 드러낸다. 위기에 직면했을 때 마지막 생존의 수단으로 먹물을 뿜어낸다. 그러나 독성은 없다. 생사의 갈림길에서 온몸으로 분출하는 먹물마저도 인간에겐 머리 염색의 도구로 쓰임 된다. 무기력한 분노이다.

어린 시절 오징어에게는 왜 붉은 피가 없는지 의문을 가져 본 적이 있었다. 피는 붉은색이라는 고정관념 때문이었다. 피가 붉다는 것은 피의 성분에 철(Fe)을 함유한 헤모글로빈이 있기 때문이다. 이와 달리 오징어의 피에는 구리(Cu) 성분의 헤모시아닌이 있다. 헤모시아닌은 산소에 산화되면 연한 푸른빛을 띤다. 오징어 몸에 흐르는 연한 푸른색의 점액질은 붉지는 않지만 피가 분명하다. 쉽게 접하고 쉽게 잡히는 오징어도 여타의 존재와 같이 존엄이 있다는 의미이다.

한국에서 제작된 '오징어 게임'이 전 세계에서 선풍적 인기를 몰아가고 있다. 제작사인 넷플릭스의 테드 서랜도스 최고 경영자는 "오징어 게임이 비영어권 드라마 중 최대 흥행작이 될 것이 확실하다."라고 찬사를 보낸다. '오징어 게임'은 456억 원의 상금이 걸린 서바이벌 게임 참가자들이 최후의 승자가 되기 위해 목숨을 건 이야기를 담은 넷플릭스 시리즈물이다.

대중의 사랑을 받는 문화는 시대의 정서를 반영한다. '오징어 게임'이 그렇다. 1편부터 9편까지 내리 드라마를 관람하는 '정주행'은 내게 호사스러운 일상이라 가당치도 않았지만 일

주일간 틈틈이 짬을 내었다. 이 작품이 대중의 찬사와 지지를 획득한 이유는 드라마 속 주인공들의 처지가 관객 모두에게 깊은 동질감과 별반 다를 게 없는 인간 군상의 이야기라는 것이다. 돈과 권력을 쥔 자들이 그렇지 못한 자들의 절망을 먹이로 삼는 것에 대한 유대감이 아닐까 싶다.

드라마를 보는 동안 내내 불편한 진실 앞에서 때로는 얼굴이 화끈거리고 때로는 측은지심의 심정이 들기도 하였지만 극중 설정은 어느새 몰입을 가져다준다. 드라마가 설계한 게임의 법칙과 적자생존의 논리가 우리 사회를 일정 부분 반영하고 있다는 점에서 그렇다. '오징어 게임'이 던져주는 우리 사회의 화두는 코로나19 이후 부쩍 확장된 경쟁과 불안 그리고 극명한 사회 양극화에 대한 우리 사회구성원 모두의 성찰이다.

나를 위시하여 일반 시민들에겐 감히 엄두도 못 낼 거액의 상금을 두고 '오징어 게임'의 참가자들은 약삭빠른 손익을 계산하고 망설이지 않고 사람다움의 태도마저 저버린다. 이런 장면을 지켜보는 관객은 흥미롭지만 인간의 이중적 민낯 앞에 불편함을 느낀다. 승자독식의 지독한 경쟁 체제 속 인간 본성을 제대로 파헤친 드라마는 이윽고 죽음을 앞둔 사내의 주변인들 자화상을 담아낸 톨스토이의 '이반 일리치의 죽음'과 데

쟈뷰된다.

'오징어 게임' 최후의 승자에게 "아직도 사람을 믿나? 그 일을 겪고도?"라고 묻는 게임의 설계자의 대사는 인간의 이중성에 대한 통렬한 힐책이다. 감독이 의도했건 그렇지 않았건 극중 주인공 성기훈의 대사처럼 어쩔 수 없는 노릇이더라도 사람에게 희망을 가지는 일은 인간으로서의 바른 태도이다. 불신과 냉소, 배척으로는 척박한 세상살이 그 어디에도 변화를 만들어 내지 못한다. 애당초 인간은 연대하지 않으면, 소통하지 않으면 살아갈 수 없는 존재이다. 관계는 선택이 아닌 가치의 문제인 것이다.

오징어는 빛의 자극에 반응하여 무의식적으로 움직이는 주광성이기 때문에 밝은 빛이 있는 곳으로 모여든다. 이러한 습성을 역이용, 오징어잡이 배는 밤에 밝은 집어등을 내걸고 오징어를 잡는다. 456억의 상금이라는 휘황찬란한 불빛을 향해 달려드는 '오징어 게임' 속 일그러진 군상들의 면면은 때로는 극악무도하고 때로는 더없이 인간적이다. 9부까지 이어진 드라마를 다 보고 나서야 왜 연출자가 드라마의 제목에 오징어를 차용했는지 고개를 끄덕인다. 그러나 인간은 헛된 욕망의 불빛을 향해 달려들어 끝내 소멸되는 오징어가 아니다. 그래선 안된다. 우린 서로에게 생존을 지탱해 주는 인간이어야 하기 때문이다.

- 쿠키뉴스. 2021. 09. 30

필연적 '오미크론'

참으로 고약하고 끈질긴 바이러스이다. 한숨 돌릴만할라 치면 또다시 역습을 거듭하는 코로나19의 변이는 이제 '오미크론'이라는 이름으로 공세를 시작했다. 이러다가 전 국민이 코로나19 변이에 붙여지는 그리스 알파벳을 다 암기하게 생겼다.

최근 세계에서 힘깨나 쓴다는 강대국 클럽인 주요 7개국 통칭, G7의 보건장관들은 코로나19 오미크론 변이가 전파력이 높은 것으로 보인다며 긴급한 행동이 필요하다는 성명을 발표했다. 관련 보도를 보며 자업자득이라는 생각이 절로 들었다. 뒷북도 이런 뒷북이 없는 것이다. 이들이 긴급하게 실행해야 할 일은 선진국과 빈곤국 간의 백신 불균형 해소에 실천적 행동을 보이는 일이다. 그것이 먼저이기 때문이다.

따지고 보면 '오미크론'의 출현은 느닷없는 악재가 아닌 인재에 가깝다. 예고된 위기라는 의학계 지적이 설득력이 있는 이유는 빈곤국들의 백신 대란은 이른바 선진국이라 할 수 있는 국가들의 백신 이기주의의 필연적 결과이기 때문이다. 전 인류가 코로나19로 신음하는 시기에 변이 바이러스가 나올 가능성은 점차 높아지는데 선진국들은 이를 모르쇠로 일관하며 자국의 백신 독점을 멈추지 않았다.

이런 비윤리적 행태에 대해 WHO 대사로 활동 중인 고든 브라운 전 영국 총리마저도 "주요 20개국(G20) 국가들이 백신의 89%를 독점했고, 향후 인도될 백신의 71%마저도 그들에게 가기로 예정돼 있다."라고 비판했으니 그 탐욕적 상황은 미루어 짐작이 간다.

두말할 필요가 없는 진실, 백신의 양극화는 더 많은 변종의 출현을 야기한다. 의학에 몸담은 이들이라면 이 논리에 반박할 논거가 딱히 없을 것이다. 아프리카를 위시한 제3세계 빈곤국들의 낮은 접종률을 현재처럼 방치한다면 어렵사리 만들어진 현재의 백신은 더 이상 유의미하지 않고 선진국들이 그들의 곳간에 비축해둔 기존의 백신도 무용지물이 될 것이 자명하다. 한 치 앞을 못 보는 우매한 행태가 아닐 수 없다.

'오미크론'이 최초 보고된 아프리카 남부 국가들과 전 세계 80여 개 국가는 전 세계의 백신 접종률 평균에도 훨씬 못 미치는 현실에 직면해 있다. 현실이 이런데도 선진국들은 자국민 부스터 샷 우선주의는 백신 이기주의로 귀결되었고 인류공동체의 공생이라는 대의명분에 위해를 가하는 결과를 초래하고 있다. 참담한 일이지만 선진국의 일일 백신 부스터 샷 공급량은 빈곤국의 백신 공급량의 6배에 달한다는 믿기 힘든 세계보건기구의 통계는 탐욕 그 자체가 아닐 수 없다. '오미크론'은 그래서 필연적 변이이다.

따지고 보면 선진국들의 이 같은 행태는 낯설지 않다. 전 인류가 갈망하던 코로나19의 백신 첫 출하의 시기에도 미국을 위시한 유럽연합이 보여준 정치적인 태도와 판단은 그들이 그간 주장해 왔던 지구 공동체의 숭고한 가치를 일시에 무너뜨리는 암울한 카르텔의 반복이었다. 그러나 옆집의 화재를 힘모아 함께 진화하지 않고서야 내 집으로 불이 옮겨붙는 것을 어찌 막을 것인가.

현재와 같은 백신 공급의 불균형을 제어하지 않는다면 '오미크론'은 이제 델타 변이를 넘어 창궐에 가까워질 것이다. '오미크론'은 변이 확인 후 3일 만에 5개 대륙, 17개 국가에서 감염이 확인되는 등 급속도로 번지고 있다.

'오미크론' 변이 출현에 부쳐 미국과 유럽이 가져야 할 바른 태도는 백신 불평등에 대한 통렬한 반성이다. 또다시 미봉책으로 그치고 말 이동 제한과 국경 봉쇄가 아닌 변이를 통제할 수 있도록 빈곤국에 도움을 주겠다는 실천적 약속이어야 한다.

'오미크론'의 출현은 왜 세계가 백신과 기타 공중 보건 도구에서 공평한 접근을 보장해야 하는지 여실히 보여주는 뼈아픈 교훈이다. 백신 불평등은 거칠고 모진 팬데믹을 더 연장할 뿐이다.

- **쿠키뉴스**. 2021. 11. 30

배제된 이별

심리학 용어인 '동정심 피로'는 고통받고 있는 이들에 대해 시간이 흐를수록 동정심이 약화되는 현상을 말한다. 공감해야 하는 상황에 지속해서 노출돼 감정은 물론 신체적으로 지친 상태이다. 미국의 정신건강의학과 교수 찰스 피글리는 논문을 통해 동정심 피로에 이르게 되는 과정과 변인 모델을 소개하며 '공감 능력'이 높을수록 동정심 피로를 경험하게 될 가능성이 크다는 사실에 주목한다. 눈물은 공감을 전제하지만 선명한 자국도 남기기에 수긍이 간다. 공감 능력의 크기를 떠나 모든 인간은 타인에게 기꺼이 내어줄 수 있는 공감의 총량은 언제나 제한적이다. 자신의 삶을 살아야 하기 때문이다. 삭막하지만 어쩔 도리가 없는 인간의 본능이다.

2년이 넘게 코로나19로 만연된 사회적 피로는 사회적 공감과 관계를 약화시키고 있다. 위중증 환자는 천 명에 가까워지고 사망자도 사천오백여 명이 넘어서며 세계 평균을 넘어서고 있다. 오미크론 출현 이후 상황은 악화일로이다. 그러나 언제부터인가 확산되는 확진자의 규모에 국민의 시선은 무감각해지고 있다. 펜데믹이 가져온 공포의 익숙함이다. 이런 현실에서는 죽음의 이별마저도 고립된다.

정부의 방역수칙에 따라 코로나로 확진되어 사망한 이들은 가족 곁에서 임종도, 장례도 함께하지 못한다. 인륜마저 저버린 가슴 먹먹한 현실은 코로나19가 가져온 불행이다. 허락된 추모도 없기에 배제된 이별이다. 환자가 사망하면 시신은 비닐 백과 시신 백에 겹겹 하게 밀봉하여 병실 밖으로 나올 수 있다. 방역 당국의 '선(先) 화장, 후(後) 장례' 지침에 따라 염이나 입관식은 생략된 채 사망한 당일 서둘러 화장된다. 감염병 환자 사망 시 '감염병 예방 및 관리에 관한 법률'에 의해 사망 24시간 경과 전 화장 처리를 준용해야 하기 때문이다.

조선 시대 유교에서는 사람이 살면서 겪는 중요한 네 가지 예식을 관혼상제(冠婚喪祭)라 하였다. 이중 상례(喪禮)는 효(孝)

로써 낳고 길러준 부모의 임종을 대비해 수의와 관을 준비해 두는 자식을 효자라고 칭하였다. 시간이 흘러도 그 풍속은 여전해 한국인이라면 누구나 최소 삼일장을 치르며 떠나간 고인을 애도하고 마지막 길을 함께하지만, 코로나 확진 사망자는 그럴 수조차 없는 것이다. 고인은 사망 후 가족의 애절함을 뒤로하고 한 줌의 재가 되어 유골함에 담긴 후에야 비로소 사랑하는 가족의 품으로 돌아간다. '이별의 시간'마저 박탈된 전대미문의 '코로나 장례'는 지금도 현재 진행형이다.

방역 당국의 우려와 달리 시신으로부터 코로나 감염이 일어날 수 있다는 증거는 사실상 없다. 2020년 3월 세계보건기구의 발표가 그러하다. 미국 질병통제예방센터 역시 코로나19 사망자의 장례는 유가족의 바람을 존중해야 한다고 강조했다. '선 화장' 지침을 지속할 근거가 부족하고, 유족의 애도 기간도 절실하지만, 사회적 논의는 채 여물지 못하고 있다. 그도 그럴 것이 코로나 사망자 장례를 위한 시설 부족도 논의를 가로막는 원인이다. 장례식장에 감염병 시신 보관용 냉장고, 환기 시설이 갖춰진 독립된 염습실, 보호구 탈의 공간, 의료 폐기물 보관 시설 등이 필요하지만 충족된 시설을 찾기란 쉽지 않다. 안전한 장례를 치를 수 있도록 근무자들에 대한 교육, 지원책 제시도 선행돼야 하지만 지원은 전무하다. 사망자는 늘어나는데 죽음을 떠나보낼 사회적 채비는 부재된 것이다.

코로나19의 공격으로부터 지난 2년간, 백신과 치료제에 천착했지만, 여전히 안타까운 죽음의 수는 많아지고 있다. 방역의 그늘에 가려 천륜마저 저버리는 일들이 도처에서 벌어지고 있다. 연일 언론을 통해 전해져 오는 코로나 확진자와 위중증자, 사망자의 수를 보며 무디어져 가는 우리의 시선은 어디 있을까. 혹여 '동정심 피로'에 빠져 있는 것은 아닐까. 배제된 이별만큼 세상에 가혹한 일이 어디 있을까. 그 가슴 저미는 일이 누구에게도 올 수 있다면 확진 후 사망자와의 이별에 대해 예의를 갖출 수 있는 사회적 논의가 시급히 필요하다.

- **쿠키뉴스**. 2021. 12. 16

톨레랑스와 Stand by Your Man

널리 알려진 프랑스어인 '톨레랑스(tolerance)'는 관용을 의미한다. 타인과의 차이를 인정하고, 다름에 대한 너그러운 마음을 가지는 태도를 말한다. 개인의 이익에 민감한 시대를 살며 결코 쉽지 않은 일이다. 우리 사회 일각에서 벌어지고 있는 차별의 정당화와 다름에 대한 이분법적 문화와는 확연하게 동떨어진 개념이기에 부끄러워지는 단어이기도 하다.

구교와 신교 사이, 무자비한 살육전으로 대혼란이 빚어졌을 때 등장한 '톨레랑스'는 '나는 무엇을 아는가?'로 상징되는 프랑스 철학의 회의론이 중심에 있다. 나만 옳다는 이기적 아집에서 벗어나야 한다는 점에서 '특별한 상황에서 허용된 자유'

를 의미하기도 한다. 약자에 대한 관용으로 개인의 자유와 권리를 보호하려는 시민사회 고도의 공존 기준인 것이다. 그 어느 때보다 치열했고 시퍼렇게 날이 섰던 대선 이후, 사회통합이 절체절명의 과제로 떠오른 한국 사회에게 던지는 화두가 '톨레랑스'인 것이다.

20세기 전까지 서양 문화를 주도한 나라는 단연코 프랑스였다. 유럽의 문화, 예술, 외교 언어는 영어가 아닌 불어였다. 신성로마제국의 황제이자 스페인 국왕 카를 5세조차도 파리 지행을 동경하며 프랑스 문화에 심취한 인물이었다. 툭하면 유럽의 패권을 놓고 프랑스와 다투던 독일의 전신 프로이센 왕국의 프리드리히 왕도 모국어인 독일어 대신 프랑스어를 쓸 정도로 프랑스 문화에 매료되었으며, 러시아 제국 또한 상류층은 프랑스어를 쓰며, 이를 자랑스러워할 정도였다.

도스토옙스키나 톨스토이의 작품 속에는 등장인물이 프랑스어로 이야기하는 대목이 빈번하게 등장한다. 실제로 예카테리나 2세 시절의 러시아 황실의 공식 언어는 프랑스어였다. 이 정도 되면 이 시기, 프랑스 문화에 대한 유럽인들의 흠모는 절정에 달했다고 해도 과언이 아닐 것이다. 하긴 지금도 '불란서 영화처럼'이란 문장이 이성 간의 사랑에서 로맨틱한 대사로 차용되니 프랑스 문화에 대한 흠모는 길고도 유구하다.

관용과 자유의 나라, 프랑스는 노벨 문학상 수상 횟수도 단연 으뜸이다. 프랑스어로 표현한 글들이 인류의 영혼으로 스며든 작가들은 너무도 즐비하다. 빅토르 위고, 알베르 카뮈, 알렉상드르 뒤마, 앙투안 드 생텍쥐페리, 장 폴 사르트르, 에밀 졸라, 기 드 모파상, 샤를 보들레르, 앙드레 지드, 아르튀르 랭보, 샤를 보들레르, 앙드레 말로 등, 실로 다 열거하기도 힘든 대문호들이 즐비하다. 아직 노벨문학상 수상 작가를 배출하지 못한 우리로서는 마냥 부러운 문학의 융성이다. 프랑스 문학의 바탕에는 분명 웅장한 '톨레랑스'와 자유와 평등에 대한 열린 의식이 내재되어 있을 것이다. 그럴 때 문학은 민주주의의 역사가 된다. 권력에 대한 투철한 저항의식도 수려하고 희극적인 문학의 배경이 되었을 것이다. 폭정에 절규하는 프랑스 시민들의 대혁명 현장을 빵을 달라는 타령으로 규정하던 왕비, 마리 앙투아 네트의 희극적 서사만큼이나 말이다.

'톨레랑스'가 마냥 순기능만을 하는 것은 아니다. 못된 권력을 강화하는 데에도 이용될 수 있다. 헤게모니를 강화하기 위한 진정성이 배제된 관용으로 악용된 사례는 부지기수이다. 우린 그 역사적 현장을 수도 없이 목도했다. 기득권을 거머쥔 지배세력이 반대세력에게 제한된 관용을 보이는 건 상대의 공격을 무디게 하고 대중으로부터 권력을 정당화하는 극적 효과를 낸다는 것이다. 우크라이나를 무력으로 침략한 러시아의 블라디미르 푸틴조차도 침략의 명분을 돈바스 지역의 대승적 평화와 화해를 위한 것이라는 명분을 내세웠다. '톨레랑스'가 악용된 경우이다.

우린 선거에 있어 후보자 개인의 사생활과 가십거리에 천착할 수가 있다. 그러다 보니 후보의 정책과 공약에 대한 검증은 자연스럽게 뒷전이다. 이번 대선을 달구었던 것은 정책이 아닌 가십이었다고 해도 과언이 아니다. 정치인들의 사생활에 대한 존중은 물론 사생활과 정치적 능력, 즉 공적 영역을 구분하는 프랑스의 문화와는 확연하게 대별된다.

프랑스의 23대 대통령 카를로 사르코지는 대선 투표 날, 부인과의 결별을 선언했다. 그러나 그의 이혼 선언은 투표에 별 영향을 끼치지 못했다. 사르코지는 당선 후 취임 5개월 만에 엘리제궁에서 이혼한 첫 프랑스 대통령이 되었고 가수이자 모델인 카를라 브루니와 재혼한다. 그녀는 대통령 체면을 살려주는 선한 활동을 펼치면서 프랑스 국민의 마음에 안착했다. 그러고 보니 장안의 화제였던 TV 드라마 '밥 잘 사주는 예쁜 누나' 삽입곡이었던 'Stand by Your Man'을 부른 가수가 카를라 부르니이다. 태미 와이넷의 원곡을 리메이크한 이 노래는 매혹적인 음색도 그러려니와 원곡과 확연히 다른 느낌의 분위기로 지친 일상에 평온함을 준다.

　사생활은 보호하되 정책에 민감한 시민이 많을수록 정치는 달라진다. 불륜이 아닌 다음에야 정치인의 사생활이 어찌 선택의 기준이 될 수 있겠는가. 다름과 차이를 구별하지 못하면 '톨레랑스'는 없다. '스탠 바이 유어 맨'은 카를로 사르코지와 카를라 부르니의 애절한 개인의 사랑으로 인정해 주고 사회공동체를 이끌 '스탠 바이 유어 맨'은 정책과 역량이 되어야 한다.

- 쿠키뉴스. 2022. 3. 6

호모루덴스

네덜란드 문화사학자 요한 하우징아는 저서 '호모루덴스 (Homo Ludens)'에서 "놀이는 문화의 한 요소가 아니라 문화 그 자체가 놀이의 성격을 가지고 있다."라고 역설했다. 통속적 의미와 단편적 사고로 논다는 것에 대한 거부감이 있는 이들에겐 하우징아의 주장은 설득력이 떨어질 것이다. 그러나 다시 생각해 보면 자유롭게 잘 놀던 사람들이 문명화 과정을 거치면서, 직업인과 경제인으로 변화하는 과정을 우리는 숱하게 목도했다.

대표적으로 미국 IT기업 구글(Google)을 들 수 있다. 1998년, 작은 창고에서 사업을 시작, 1뒤에 0이 100개나 붙는 큰 숫자를 뜻하는 '구골(googol)'을 잘못 입력해 추진하던 프로젝트에 '구글'이라고 이름을 붙인 것이 사명이 된 회사이다. 현재 구글은 온라인 비즈니스와 오프라인 비즈니스를 통틀어 가장 영향력 있는 기업, 주식 가치가 제너럴모터스와 포드를 합친 것보다 더 큰 거대 기업이 되었다.

구글의 전설적 성공 신화에는 직원들의 창조성이 매출과 직결되었기 때문이다. 직원들의 무한한 창조성 발휘를 위해 구글은 사무실을 놀이터처럼 디자인했다. 노는 시간과 일하는 시간은 따로 구분하지 않았다. 익숙한 것들로부터의 속박 없는 환경은 구글 신화의 동력이 되었다. 근래 들어 우리 기업들도 구글의 일터 환경을 따라가고 있는 추세이다. 이른바 스마트한 지능보다는 자유로운 정서가 창의성 발휘에 더 중요하다고 본 것이다. 노는 것이 경쟁력이 된 것이다.

굳이 이 글에서 종교혁명까지 거론하는 것은 적절치 않아 논외로 하고 개신교 등장의 배경에는 관성적 매너리즘에 봉착한 가톨릭에 대한 반대였다는 것은 잘 알려진 역사적 사실이다. 개신교는 인간의 직업은 하느님에 의해 소명된 일로 여겼다. 이에 따라 노동이 곧 놀이라는 종전의 개념은 점차 소멸됐다. 노동이 인간의 의무라는 인식은 개신교의 성장과 함께 더더욱 공고해졌다. 이른바 경직된 노동의 출현이다.

부모님 세대는 물론이려니와 우리 세대에서도 산업화 사회에서의 근면과 성실은 시민의 최고 가치였으며 사회적 책무이기도 했다. 그에 따라 쉬거나 노는 것은 죄악시되었다. 이른바 백수는 사회적 지탄의 대상이었으며 집안의 골칫거리였다. 이솝우화 '개미와 베짱이'로 상징되는 일하지 않는 자는 산업화 시대, 공공의 적이었다.

그러나 이제 우리는 창조적 사고가 가치로 여겨지는 사회에 살고 있다. 무조건 열심히 한다고 성공하는 시대가 아닌, 미처 남들이 못하는 생각을 해야 성공하는 시대가 된 것이다. 그 획기적 변화의 중심에는 자유적 창의성이 있다.

주입식 교육과 강제된 노동에는 창의적 사고가 태동할 틈이 없다. 기계적 인간으로서의 정형화된 노동이 있을 뿐이다. '호모루덴스'로서의 놀이의 추구와 열정은 인간의 자유로운 창의성을 드러내게 한다. 일하면서, 놀기도 함께 하는 노동, 사무실에서 일을 하다가 잠시 짬이 나면, 인터넷을 통해 놀기도 하고 게임을 통해 놀기도 하는 젊은 일터가 점차 많아지고 있다. 세상 편한 스마트폰을 통해 일하기도, 세상과 소통하며 놀기도 한다. 어떤 이들은 그렇게 노는 것만으로도 수익을 창출하기도 한다. 이른바 '유희적 자본주의'라 할만하다.

잘 놀면 미처 보지 못했던 것들이 보인다. 세상을 바라보는 시각의 변환은 관성과 관행으로부터의 일탈 이후부터 가능해진다. 잘 놀고 난 후 느끼는 그 흥분감이 의식 저편의 창조적 자아를 깨닫게 해준다. 제대로 된 여가의 진정한 모습은 자발적으로 잘 노는 것이다. 우리의 칙칙한 일상에서 압박감 없는 멋진 여가를 만나는 구체적인 방법은 신명 나게 노는 것이다. 타인에게 해를 끼치지 않는 세상의 모든 놀이는 위대하다.

이 곤혹스러운 코로나19의 압제로부터 자유로워질 때를 대비해 잘 노는 방법을 강구하는 일, 상상만으로 행복하지 않은가. 우리는 호모루덴스니까.

- 글로벌경제신문. 2021. 06. 23

김유신의 증여

의대를 졸업한 후 서울에 내 집을 장만하는 과정은 지난하고 버거웠다. 도움을 받을 수도 상속을 받을 수도 있는 집안의 재산은 전무했으며, 학비와 생활비를 벌기 위한 청춘의 시간은 색 바랜 문풍지 틈새에서 새어 나오는 황소바람처럼 사나웠다. 돌아보면 참으로 창백한 노동의 시간이었다. 돌탑을 쌓아 올리듯 한 땀 한 땀 공들인 노동의 대가로 가족들이 의탁할 집은 나이 마흔이 넘어서야 어렵사리 마련되었다. 그 후 내 집을 어렵사리 장만한 모진 경험은 노동의 의미와 성실의 가치를 내재시켰다.

언론에 보도된 한국부동산원의 통계자료가 눈길을 끈다. 천

정부지로 치솟는 부동산 값의 폭등으로 온 나라가 어수선했던 2020년의 전국 아파트 증여 건수이다. 9만 1866건으로 전년 대비 2만 7476건 늘었다. 통계 집계를 시작한 2006년 이래 최다 규모란다. 부동산 보유세가 큰 폭으로 증가하면서 증여 건수도 늘었을 것으로 짐작된다.

작년만의 특수한 경우인가를 살펴보았다. 아니었다. 국세청이 발표한 '2014-2018년 세대별 부동산 수증 현황' 자료에는 이삼십 대가 부모로부터 증여받은 주택 또는 빌딩의 증여액이 2014년 9,576억 원에서 2018년 3조 1,596억 원으로 3.3배 껑충 뛰었다. 증여 건수도 2014년 6,440건에서 2018년 1만 4,602건으로 2.3배 증가했다. 공시지가 상승과 부동산 관련 세법이 바뀐 최근에는 그 증가 속도는 더 빨라지고 있을 것으로 예측된다.

'21세기 자본론'으로 널리 알려진 프랑스 경제학자 토마 피케티는 지난 2019년 '자본과 이데올로기'에서 '불평등을 심화시키는 사유재산 축적은 합리적인가'에 대한 근본적인 질문을 던진다. 작년 부동산 증여 통계는 그가 우려했던 대로 한국 사회는 세습 사회를 향해 가고 있는지도 모른다. 코로나19에 의한 고용불안과 자영업의 위기로 우리 사회 양극화는 더욱 심화하고 있다는 우려는 기우가 아닐 수 있다. 계층 간 선순환적인 이동 가능성이 작아지고 있다는 방증은 증여가 대표적이다. 부모로부터 자산을 물려받은 사람과 그렇지 못한 사람의 삶은 큰 차이가 있을 것이다. 심각한 '게임의 룰' 위반이다.

고려 후기 승려 일연이 신라·고구려·백제 유사를 편년체로 서술한 역사서 '삼국유사'에는 김유신 관련 문헌이 등장한다. 그중 눈에 띄는 대목은 가문의 종가인 '재물을 부르는 우물'이란 뜻의 '재매정택(財買井宅)'이다. '금이 무시로 들어간다'라는 뜻인 '금입택'이다. 김유신은 오늘날로 치자면 부동산 재벌이었던 것이다. 막대한 부의 배경에는 삼한통일의 으뜸 공신으로서의 국가적 대우가 있었다.

조부 때부터 이른바 신라의 세습 재벌인 김유신 가문은 '노블레스 오블리주'를 실천한 가문으로도 유명하다. 아들 원술이 당나라와의 전쟁에서 살아 돌아오자 김유신은 "내 아들은 신라를 부끄럽게 한 겁쟁이"라고 혹평하며 사형을 주장한다. 다행히 문무왕의 사면으로 죽음에서 벗어난 원술은 집을 떠나 지방으로 낙향한다. 자식 이기는 부모 없다며 모든 불찰을 싸고도는 오늘날의 부모들 처지에선 김유신의 나라에 대한 충정과 기개는 범접하기 힘들 듯싶다.

김유신뿐만이 아니었다. 문무왕의 누이이자 그의 부인이었던 지소부인도 김유신 사후 집에 돌아온 원술을 끝내 받아들이지 않았다. 막대한 부를 물려주지 않았음은 물론이다. 가부장적 유교 문화의 극단적 상황이라 비판할 이도 있으나 김유신 가문의 절개와 나라에 대한 충정은 냉혹하리만치 공과 사를 명확히 분간하였다.

노동 소득보다 자본소득으로 부가 집중되는 사회는 정상적이지 않다. 자신의 노력 여하가 아닌 태생에 따라 삶이 달라진다면 민주주의 사회의 근간을 이루는 능력주의를 근본적으로 잠식할 것이다. 세상의 모든 집은 노동 소득에서 탄생하여야 한다. 그렇게 탄생한 집은 더 안락하다.

아 참, 잊은 것이 있다. 서슬 퍼런 부모로부터 배척당한 원술은 그 후 당나라와의 전쟁에서 혁혁한 공을 세웠다. 그러나 그는 부끄럽다며 벼슬길에 오르지 않았다. 김유신이 증여한 것은 집과 재산이 아닌 진실된 충정이었다. 김유신의 아들답다.

- 이뉴스투데이. 2021. 04. 14

의사 임세원을 기리며

고(故) 임세원은 정신건강의학과 전문의이자 의과대학교수였다. 한 해를 갈무리하던 2018년 마지막 날, 재직 중이던 병원에서 담당하던 환자에게 피살되었다. 범인은 조울증을 앓고 있었다.

임세원 교수는 생전, 이런 글을 남겼다. "도저히 사실이라고 믿기지 않는 정신적·신체적 고통을 겪는 사람들이 있다. 그럴 때는 왜 이분이 다른 의사도 많은데 하필 내게 오셨는지 원망스럽다. 하지만 '이것이 나의 일'이라고 되뇌면서 치유의 여정을 함께한다." 그가 남긴 말은 울림이 크다. 의사로서 깊이 공감하기에 가슴이 먹먹해지기도 한다.

그의 비통한 죽음을 슬퍼하는 조문객 중에는 그를 거쳐 간 환자와 그 가족들이 참으로 많았다. 어느 환자는 이런 편지를 그의 영전에 바쳤다. "선생님 덕분에 시들어가던 제 마음이 희망을 다시 찾았습니다." 그랬다. 환자들은 알고 있었다. 그의 헌신이 얼마나 진정성 있는 희생이었는지를. 장례 절차를 마친 후 유족들은 조의금 1억 원을 대한정신건강재단에 기부했다. 가장을 잃은 가족들의 태도는 슬픔보다 의연했다.

우리 사회는 정신질환을 '마음의 병'이라고 이해하려 하지만 환자와 그 가족들은 죄인처럼 쉬쉬하며 병을 숨긴다. 편견 어린 획일적 시선의 그늘 속에서 힘겨워한다. 정신과 의사들은 그들을 돕는 것을 임세원 같은 '나의 일'로 삼아 치유의 여정을 함께 간다. 모든 의사도 그러하다. 그렇게 의사는 환자의 동반자가 된다.

고(故) 임세원 교수가 우리 곁을 떠난 지 일 년 반이 속절없이 흘렀다. 그 이후 일명 임세원법, 의료인의 안전을 강화한 의료법 개정안이 마련됐다. 그러나 여전히 진료실의 안전은 위협받고 있으며 사고는 끊이질 않는다. 많은 변화가 이뤄졌다하지만 의료계는 여전히 '근본적 해결책'에는 미치지 못한다고 말한다. 의료현장은 여전히 위험천만하다.

보건복지부는 지난해 4월 고(故) 임세원 교수에게 청조근
정훈장을 추서했다. 고인이 생전, 자살 예방과 정신건강 증진
에 애쓴 공로를 기리고 타인을 살리기 위한 숭고한 희생정신
을 인정해서이다. 그러나 어찌 된 일인지, 훈장 추서 두 달 후
인 지난해 6월, 복지부 의사상자 심사위원회는 임 교수에 대한
의사자 인정 신청을 받아들이지 않는다는 황망한 결정을 내렸
다. '의사상자 등 예우 및 지원에 관한 법률'이 정한 의사자 요
건 가운데 '직접적·적극적 행위'를 했다고 볼 근거가 없다는
것이 그 이유이다. 고인이 간호사들을 대피시킨 정황은 확인
되었지만 '직접적·적극적 구조행위'에 해당하지 않는다는 것
이다. 고인의 경우처럼 '의로운 죽음'으로 알려진 경우라 해도
의사자로 인정받기란 이처럼 쉽지 않다. 의로운 이들을 우리
사회가 예우해야 한다는 의사상자법 제정 취지와 맞지 않다.
현실이 그렇다.

고(故) 임세원 교수 유족은 지난해 9월 서울행정법원에 "의
사자 불인정 결정을 취소해달라"라는 행정소송을 냈다. 선고
는 여름이 끝나갈 8월 말에 내려진다. 생의 마지막까지 정의로
웠던 '의사 임세원'을 우리가 오래도록 기억해주는 일, 의사자

로서의 인정이다. 그것이 그의 죽음 앞에 우리 사회가 갖추어야 할 최소한의 예의이다. 의사로서의 그의 숭고한 삶을 기리는 공동체의 태도이다.

의사의 '사'는 스승 사(師)를 쓴다. 다른 직업의 사(士)와는 의미가 다르다. 특별해서가 아니다. 스승은 사람들의 귀감이 되는 사람이기 때문이다. 제자들이 환자이다. 스승 사를 몸소 실천한 고(故) 임세현, 그는 참된 의사이자 환자에게 귀감이 되는 좋은 스승이었다.

- 안태환의 의창(醫窓)

의료보험, 의사의 자부심으로

잘 알려진 사실이지만 우리의 의료복지는 세계가 부러워할 만큼 뛰어난 수준에 이르렀다. 모든 국민이 소득수준에 비례하여 건강보험료를 납부하지만, 동일한 의료혜택을 제공받기 때문이다. 미국 민주당 대선후보 경선에서 최근 중도 하차한 버니 샌더스 상원 의원은 뉴욕타임스 기고문에서 '코로나19' 사태와 관련해 "미국의 가치 시스템을 떠받치는 기본 전제들을 재고할 때"라고 역설했다. 샌더스는 미국이 코로나바이러스 대유행과 경제의 붕괴라는 '이중의 위기'에 직면해 있다면서 이 위기가 미국의 현재 시스템의 불합리성을 극명하게 보여준다고도 지적했다.

이른바 '천조국'이라 불리는 최강대국 미국이 OECD 통계에서 국민 4000만 명이 빈곤층이고, 8700만 명이 건강보험 사각지대에 놓여 져 있다는 현실은 '코로나19' 위기에서 여실히 입증되었다. '코로나19'로 인해 역사상 초유의 보건의료 비상사태에 직면한 미국은 역설적이게도 의료인력 수천 명이 해고되고, 많은 병원들이 파산 위기에 직면해 있다. 미국 자본주의의 황망한 민낯이다. 그러고 보니 격세지감이다. 미국의 의료시스템이 원조를 받던 우리나라에 미치지 못한다는 사실은 그저 놀랍기만 하다.

우리의 의료시스템은 금번 코로나19 사태에서 제 기능을 명실 공히 발휘했다. 의료진의 헌신성은 두말할 나위가 없다. '코로나 19'와의 사투에서 보여준 의료기관과 의료진들의 희생정신은 고귀하고 빛났다. 국민들도 의료진의 그 같은 헌신과 희생정신에 감동했다. 그러나 빛과 그림자를 주목할 필요가 있다.

돌아보면 1963년 12월에 의료보험법이 제정되고 1977년 500인 이상 사업장 근로자를 대상으로 한 직장의료보험을 시작으로 1978년 공무원 및 사립학교 교직원. 1988년 농어촌 지역과 이듬해 도시지역 자영업자까지 확대된 의료보험은 한국 현대사의 발자취라고 해도 무방하다.

사회보험으로 운영되는 우리의 의료보험은 모든 국민은 건강보험에 의무적으로 가입해야 한다. 경제적 능력에 따라 보험료를 내지만, 필요에 따라 보험급여를 받는다. 사회연대 원칙에 기초해 전 국민이 혜택을 본다. 민간보험으로는 이런 광의적 효과를 기대할 수 없는 것은 당연지사이다. 국가의 지대한 역할이며 복지사회의 첨병이다.

그러나 아직 가야 할 길은 멀다. 우리는 경제 발전과 정치 민주화를 이루어냈지만 건강한 사회라는 과제를 안고 있다. 소득 격차에 따른 건강 양극화도 심화되고 있다. 국가가 감당했던 공공성이 의사들에겐 부담으로 다가왔다. 건강한 사회를 만들기 위한 길은 의사의 희생을 강요하는 목소리로 커져만 갔다. 의사도 힘들고 국민도 힘든 시기가 도래하고 있다. 증세 없는 복지는 지속 가능하지 않듯이 의사의 양보만을 지향하는 의료제도는 사회적 성과로 도출되기 힘들기 때문이다.

의료보험정책의 효율적 운용에 온 국민의 지혜가 필요할 때다. 공동체 공존을 위한 창의적 상상력이 요구된다. '코로나19'로 야기된 경제 위기에 대처하면서, 동시에 의료 공공성에 대한 자각을 일깨워야 한다. 다만 그 헌신을 의사에게 떠넘겨서는 안 된다. 공공성을 일관되게 추진하는 힘은 의료인의 동의와 협조가 전제되어야 하기 때문이다.

한국 의료 시스템의 공공성을 믿는다면, 역량을 신뢰한다면, 그 공공성을 의사의 사기를 고양시킬 수 있는 제도로 이제는 확장, 발전시켜야 한다. 의료의 정상화와 의료산업의 경쟁력 확보는 정책입안과정에서의 소통이다. 때로는 일방적이며 때로는 획일적인 방식은 정책성과로 이어질 수 없다는 의료계의 우려에 정부도 귀 기울일 필요가 있다.

국가가 정한 수가만 받고 환자를 진료하는 의사들은 특별히 이윤을 추구하기 어려운 구조에 직면해 있다. 국가 안보를 책임지는 군인이나 공적 업무를 수행하는 공무원처럼 국민 건강을 지키는 의사들에게도 가칭 '의료인연금제도' 마련의 사회적 논의가 요구된다. 폐업과 경영난에 허덕이는 일선 의료현장 의사들의 지속 가능한 의료서비스 향상과 의료보험의 실효적 공공성 확장을 위해서도 논의는 빠를수록 좋다.

- 안태환의 의창(醫窓)

통증

    2011년 개봉한 영화 '통증'은 만화가 강풀의 원작을 바탕으로 곽경택 감독의 수려한 연출이 돋보이는 수작이다. 가슴이 먹먹하리만치 슬프지만 아름다운 한 편의 사랑 이야기이다. 영화는 인생의 유실되거나 때론 조각난 기억의 파편들을 복원해 주기도 한다. 영화 '통증'도 그러했다. 우리는 대부분 가진 것에 만족하지 못하고 항상 더 좋은 것, 더 높은 곳만 바라보며 쉼 없이 달려간다. 그러는 사이 삶의 소중한 존재와 가치들을 망각하기도 하고 놓쳐버리기도 한다. 담담한 만족함에 지독히도 야박한 삶의 태도를 성찰하게 해주는 영화 '통증'은 아프지 않고, 살며, 사랑하는 것이 그 얼마나 위대하고 축복받은 일인가를 자각하게 한다.

누군들 가슴 아프지 않았던 청춘이 없겠지만 영화 속 주인 공들의 애절한 사랑에는 참을 수 없는 통증이 존재한다. 어릴 적 자신의 실수 때문에 사랑하는 가족을 잃은 죄책감으로 온 몸의 감각을 잃어버린 '남순'은 통증을 못 느끼는 무통각증 환 자이다. 그러하기에 타인의 아픔에 둔하며 어떠한 공감도 느 끼지 못한다. 슬픔도 알아채지 못한다. 사채업자 일을 하며 생 계를 이어가는 그에게 어느 날 피가 나면 멈추지 않아 작은 통 증조차 치명적인 혈우병 환자인 여자 '동현'이 나타난다.

'남순'은 자신과 극과 극인 고통을 가진 '동현'과의 일상에 서 난생처음 가슴에 지독한 통증을 느끼게 된다. 그건 '사랑의 통증'이었다. 그랬다. 무통각증 환자는 사랑의 감정을 느끼지 못할 것이라는 전제하에 설정된 과한 사랑의 발견이지만 영화 이기에 가능할 것이다. 사랑은 본디 강한 동질성을 기초로 확 장된다. 그러다가 더더욱 강한 서로의 차이점을 격렬하고 가 슴 아프게 발견하는 과정이다. 영화 속 그들이 그러했다. 플라 톤의 '향연'에서 아리스토파네스는 "사랑은 완전해지고자 하 는 인간의 본능이며 자신의 결핍을 채우려는 욕망"이라고 표 현했다. 영화 '통증'은 그의 말을 반증한다.

의학적으로 통증은 실제 또는 잠재적인 신체 손상과 관련된, 불쾌한 감각이나 감정적 경험을 의미한다. 통증은 그 자체로 질병은 아니다. 하나의 증상으로 보는 것이 타당할 것이다. 통증이 있는 환자는 보통 통증이 있는 부위를 만지게 되고 신체 활동은 줄어들며, 통증을 유발하지 않는 자세를 취하게 되니 자연스레 모든 일상이 움츠려들기 마련이다. 사랑도 때론 이별의 고통을 수반하며 존재를 버겁게 하니 정신과 신체의 통증은 늘 연계된다.

통증은 환자가 의사에게 이야기해주지 않으면 파악하기 쉽지 않다. 사실 의사와 환자의 친밀도와 진료 상황에 따라서 통증을 가늠하는 평가가 매우 주관적일 수 있다. 그래서 통증 평가의 객관성을 높이기 위한 통증의 불편 정도를 평가하는 다양한 설문지들이 개발되어 임상과 연구에 활용되고 있다. 그러나 그 한계는 명확하다. 그도 그럴 것이 저마다의 기질과 성향이 천차만별일진대 어찌 인간의 통증을 객관화할 수 있단 말인가.

현실을 살아가면서 세속적인 가치에 눈이 멀어 진정 소중한 것들을 잃어가는 우리들도 어쩌면 '남순'처럼 무통각증 환자일 수 있다는 생각에 이르게 한다. 통증의 근본적인 치료는 원

인 질병을 완치하거나 호전시키는 것이다. 마음의 통증도 그
러할 것이다.

통증을 느끼지 못하는 남자와 피가 멈추지 않는 혈우병으로
유리 같은 여자와의 사랑을 그린 영화 '통증'. 현실을 살아가
면서 세속적인 가치에 눈이 멀어 진정 소중한 것들을 잃어가
는 우리들도 어쩌면 '남순'처럼 무통각증 환자일 수 있다는 생
각에 이르게 한다. 그래서 우리는 서로의 결점을 보완해가는
공동체에 대한 연대의 정신이 필요하다. 불완전한 인간이기에
그렇다. 그것이 통증의 미학이다.

- 안태환의 의창(醫窓)

내면의 안부

소싯적 책깨나 읽었다. 학창 시절 짊어진 삶의 무게가 통찰의 경지까지 이르게 할 다독은 아니었다. 그래도 세상천지 보편적 섭리들을 주제넘게 채워 넣었다. 얄팍한 독서 이력은 우쭐할 만큼의 잡학 다식으로 존재했고 때론 대화에서 편리할 때가 있었다. 충동과 포기의 호르몬에 속절없이 지배당하던 고등학교 3학년 무렵에는 목전에 다다른 입시로 읽고 싶었던 아니 어쩌면 그 시절 읽었어야 될 책들을 묵혀두었다. 성장기의 책은 때가 있기에 나이 오십이 넘어선 지금에 이르러 제대로 된 독서를 했다고 자평하기도 부끄럽다. 끼니를 거른 심정이다.

거칠고 포만한 세상살이에서 사람과 사람 간의 대화는 직선이 편할 때도 있다. 모든 것이 조급해진 사회에서 근접하지 못할 관계라면 할애할 시간도 없을 터이다. 그러나 솔직함으로 포장된 직설적 화법은 단절을 가져올 가능성이 농후하다. 사교의 핵심은 곡선이다. 우회 화법이다. 말속에 촌철살인까지는 아니더라도 행간을 남긴다면 더없이 좋을 일이다. 그러나 시 같은 언어는 선천적이지 않다. 대게 책을 통해 얻어지는 후천적 재능인 경우가 많다.

모든 인간관계는 이기는 것이 아니라 궁극적으로 관계를 확장하는 것이다. 그 단아하고 변치 않을 인생의 철학을 책은 일깨워 주었다. 그 많던 책들은 어디론가 새 주인을 찾아 떠났고, 서재엔 군데군데 밑줄 쳐둔 문장들이 수두룩한 책들만 남아있다. 시간이 지나 왜 밑줄을 쳤는지 가늠하기 어려운 책들도 있다. 그러나 책이 전하는 진심에 내 스스로 감동했을 터이다. 그 소중한 시간이 지금의 나의 영혼일 것이다.

세상의 모든 책은 모든 사람의 삶을 장려한다. 축복한다. 우리들 대부분은 평생을 살아도 무겁게 가라앉은 진실을 끝내 대면하지 못하고 가볍게 보풀처럼 흩날린다. 굳이 의식하지 않아도 될 타인의 시선 속에서 내면의 나를 발견하지 못하고 인생의 결정을 지리멸렬 미루고 있다면 독서만큼 위로와 조언의 말을 전해줄 도구는 없다. 꽤 잘살고 있는데도 참을 수 없는 존재의 버거움 때문에 비루한 일상이라 오판하고 있다면 안데르센의 동화책도 희망이 된다. 책은 본디 그런 것이다. 읽지만 사람을 듣는 방식이기 때문이다. 대화할 이가 없어 외로울 땐 더더욱 그렇다.

살아있는 동안 정신과 인간적 성장이 가능하고, 신체는 노쇠해져도 정신적 성장은 지속될 것이라는 믿음을 확인시켜준 김형석 교수의 '백세 일기'를 근간에 읽고 있다. 책장을 넘길 때마다 출판사의 소개 글처럼 한 세기의 무게가 담긴 단단하고 빛나는 성찰의 내공을 엿본다. 그의 말대로 "오래 살기를 잘했다."라는 스스로의 평가에 부합되는 책이다. 100세가 넘어선 지금도 여전히 성실하게 삶의 순간을 채워나가는 이의 고백은 내가 꿈꾸는 일상의 바이블이다. 매일 밤, 작년과 재작년의 일기를 읽고 오늘의 일기를 쓰는 그는 그렇게 충만한 삶의 시간을 되새기고, 지난 시간에 머무르기보다는 어제보다 더 새로운 내일을 살기를 꿈꾼다. 그 방식은 독서와 글쓰기를 게을리하지 않았던 내면의 안부를 스스로가 묻는 것이었다.

"나는 우리 사회를 불행과 고통으로 끌어들인 문제의 핵심은 아주 평범한 '공동체 의식'을 상실했거나 포기한 데 있다고 본다. 솔직히 말하면 더불어 살 줄 모르는 사회를 만들었다는 뜻이다. … 청년의 '지성을 갖춘 용기'는 소중하다, 장년의 '가치관이 있는 신념'은 필수적이다. 노년의 '경험에서 얻은 지혜'도 있어야 한다. 이 3세대가 공존할 때 우리는 행복해지며 사회는 안정된 성장을 누릴 수 있다."

"90을 넘기면서 가장 힘든 것은 늙는다는 생각이 아니다. 찾아드는 고독감이다. '나 혼자 남겨두고 다 떠나가는구나' 하는 공허감이다."

'지성을 갖춘 용기', '필연적 고독감'이라는 책 속 그의 지혜는 결국 책의 힘으로 채워진다. 그는 이 평범하고 당연한 해법을 진즉에 깨우쳤던 것이다. 백세를 살아본 사람은 얼마나 될까. 백세가 되어도 맑은 정신으로 자신을 표현할 수 있는 사람은 또 얼마나 될까. 김형석 교수처럼 내면의 안부를 끊임없이 묻는 일상을 우린 과연 살고 있는 것일까. 그 질문의 답은 과거에도 앞으로도 책 속에 있다.

- 안태환의 의창(醫窓)

사노라면

의과대학 때 일이다. 헤아릴 수 없는 많은 양의 공부와 실습은 청춘을 지치게 했다. 오늘을 살지만 내일을 근심하는 나날의 연속이었다. 공부에 치이는 본과 생활로 곤혹스러워하던 내게 살갑던 선배가 전한 한 마디, "네가 걱정하는 모든 일은 99%가 실제로 일어나지 않아." 묵직했던 그 말은 그 후, 두고두고 인생의 위로가 되었다.

사노라면 걱정이 다반사고 일상화된다. 그러다 보면 어느새 걱정의 본질은 뒷전이고 걱정 자체에 심신이 포획된다. 일상이 늘 걱정하는 시간들로 소모되고, 걱정을 걱정하는 우스운 꼴이 되어버리는 것이다. 걱정 없이 살아갈 수 있을까. 경쟁사회에 살며 수도자의 삶이 아니라면 애당초 불가능한 일일 것이다. 그러나 부질없는 걱정에 지배당하지 않을 순 있다. 내가 지금 무엇을 걱정하는 건지 그 본질을 잊지 않는다면, 그 근원적 질문을 스스로에게 멈추지 않는다면 걱정거리를 인위적으로 만들지 않는 반듯한 처신은 습관화된다. 그럴 때 평안은 찾아든다.

진료실 책상 위 달력이 그 쓰임을 다했다. 그렇게 시간은 흔들리지 않고 꾸역꾸역 새해를 재촉한다. 올 한 해 나의 말과 글은 어떠했을까. 온전한 사람의 말이었을까. 사람에 대한 체온이 스며드는 말이었을까. 또다시 걱정이 든다. 의사의 말과 글은 되도록 환자의 눈높이에서 말하고 쓰는 게 미덕이라 생각한다. 쉽게 말하고 쓸 수 있는데 군이 어려운 의학용어와 불필요한 수식어를 남발하는 것도 일종의 권위의식의 발로 아니던가. 하지만 현대의 질병들은 속 깊은 난해함이 존재한다. 그 견고한 틀을 뛰어넘어 환자 친화적이길 갈구했던 한 해였지만 흡족한 결과를 도출해내진 못했다. 그러나 미완의 과제가 있기에 새해의 희망도 따라붙는 것이다. 그것이 사노라면 응당 짊어지고 가야 할 의사로서의 존재 형상이다.

인간은 이기적이기도 하고, 이타적이기도 하다. 그러나 전자의 인식이 공고하다. '인간은 본디, 이기적이라서 감수하고 살아야 돼.' 살아오면서 부정직한 인간관계에서 이 문구보다 더 강력한 면죄부를 본 적은 없다. 이 면죄부의 위력은 무척이나 견고하고 서슬 퍼렇게 작동해서 대부분의 사람들이 이성적이지 않은 못난 현실에 대해 체념한다. 착함이 무능이 되는 사회가 되어버렸다. 이기심이 본능에 충실한 것이 되어버린 자위적 변명은 도처에서 인용된다. 그 결과, 사회 공동체에서 벌어지는 모순에 대해 무기력하게 순응하는 나쁜 결과를 받아들이게 된다.

카를 마르크스의 아포리즘, '존재가 의식을 규정한다.' 그렇다. 무한 경쟁 사회에 살며 어느덧 우리에겐 '타인은 멀고 가족은 가까운 이기적 양식'이 굳어지고 있다. 인간의 다양한 가능성 중에 끝 모를 이기심만이 확대되는 사회라면 사회적 방역을 지탱해야 될 지금, 코로나19는 종식되기 어려울 것이다. 잘못된 사회구조의 결과물인 이기심이 질병이라면 타인에 대한 배려와 따스함을 잃지 않는 인간의 태도는 백신이다.

중국의 사상가 노신의 소설 '고향'에서의 한 구절, "희망은 본래 있다고도 할 수 없고 없다고도 할 수 없는 것이다. 그것은 마치 땅 위의 길과 같은 것이다. 본래 땅 위에는 길이 없었다. 걸어가는 사람이 많아지면 그것은 길이 되는 것이다."

다시 살아내야 될 2021년 우린 지금, 갓 지은 밥의 고슬고슬한 훈기로 미더운 연대의 길을 혼자가 아닌 여럿이서 함께 걸어갈 준비가 되어 있는가. 코로나19는 여전히 배려의 거리두기가 아닌 혼자만의 이기심을 증폭시키고 있다.

- 이뉴스투데이. 2020. 12. 31

소신과 처신사이

책 선물은 마음의 빚을 남긴다. 책 내용의 교감을 기대하고 건네는 이의 심정을 헤아린다면 더더욱 그렇다. 책 선물을 받아 들고 세 달이 지나서야 유교적 시대상의 장벽에 부딪쳐 험난한 삶을 살아야 했던 조선 선비들의 '소신에 목숨을 건 조선의 아웃사이더'를 지난 주말에 읽었다.

마음의 빚도 덜었다. 사상, 제도, 신분의 벽 등으로 인해 삶의 자유가 핍박당했던 부박했던 시대 상황에서도 자신의 생각과 삶에 충실했던 지고지순한 선조들의 삶은 곤핍한 내게 커다란 울림을 주었다. 편하고 안전한 길을 뒤로하고 세상을 나답게, 내 방식대로 살아가는 소신에 관한 성찰의 마중물이었다. 윤리와 수익 사이에서 힘겨워하는 개원의로서의 의사의 삶도 히포크라테스 선서를 하던 초심의 마음을 지탱해야 된다는 확신도 확인시켜주었다.

대개의 사람은 수많은 이해관계의 혼탁한 충돌 속에서 유연한 타협이 융통성이 있으며 올바른 처세라고 말한다. 얼핏 맞는 말일 수도 있겠다. 이에 반해 책에 등장하는 12명의 조선 선비들은 소신과 신념으로 가득 찬 이들의 이야기를 소개한다. 책을 읽어 내려가다 보면 등장하는 이들은 온전한 자기 삶의 주인으로 살아간다. 이보다 위대하고 가치 있는 삶이 어디 있을까 싶다. 범상치 않은 일이지만 가야 할 인생의 좌표이다.

인생의 지난한 시련의 과정들은 용해될수록 세상을 바라보는 관점은 자연스레 확장되기 마련이다. 당면한 현실에 일희일비하지 않고 욕심 가득한 세속에 덜 흔들리는 존재로서 주관 있게 인생을 살아내는 내공은 사실 자신에 대한 엄격함에 그 힘이 있다. 그것이 소신일 것이다. 굳건한 소신은 예기치 않게 벌어지는 비이성적 일들에 대해 속절없이 휩쓸리는 우를 범하는 가능성을 낮춰준다. 자존감 있는 인생의 동력이 된다. 소신은 마음의 힘이다.

여타의 민족과 달리 집단주의 성향이 강한 우리 민족은 개인으로서의 '나'보다 집단으로서의 '우리'를 중시하는 경향이 있다. 때론 그러한 기질이 국난의 시기 위기를 넘어서는 힘으로도 발현되지만 집단 내 관계 욕구 수준이 높다 보니 '소신' 보다는 집단 의견에 순응하며 따라가는 것이 올바른 처세임을 강제하는 측면도 있다. 그러다 보면 개인으로서의 존재의 가치는 집단주의에 의해 점차 유실되어간다. 개인의 '소신'이 존중받고 통속적인 것들에 오염되지 않는 인간관계, 코로나19가 야기한 '관계 상실의 시대'에 되돌아볼 일이다.

누구나 지난 삶의 궤적을 돌아보면 타인과의 갈등이 못내 부담이 되어서 비루하게 정의를 피해 갔던 지난날의 아니, 어쩌면 지금도 진행형일 수 있는 굴절된 유연함이 부끄러워지는 일들이 있을 것이다. 강하면 부러지는 것이라고 애써 변명하지만 그렇게 믿고 사는 것이 올바른 처세라 믿어 갔던 타협적 생각들은 사실 '소신'의 상실이었다. 생각과 행동의 괴리, 일상의 모든 부조화에 불편해하면서도 끝내 정면 돌파를 피해 갔던 말갛던 존재의 민낯에서 자유로운 이가 그 얼마나 있겠는가.

집단에 기대어 휩쓸려가는 망연자실함에 직면하기 쉬운 시대를 살고 있다. 결코 정의롭지 않은 현실에 대해 두려워하지 않고 온전하게 이야기할 수 있는 다양성에 대한 배려는 사라져 가고 있다. 획일적 사회문화와 집단주의는 자칫 공동체의 이름으로 허울 좋은 '연대'로 포장되지만 자발적 참여가 충족된 열린 사회로 나아가지 못한다. 보편적 상식 위에 '소신' 있는 이들을 존중해 주는 문화가 부재되어 있다면 제대로 된 시민사회는 오지 않는다. 의사사회도 그러하다.

'소신'은 모난 돌이 아니다. 공동체, 건강함의 척도이다. 전범국가로서의 일본의 반성 없는 태도를 비판하던 작가 무라카미 하루키는 "지금 우리에게 중요한 것은 개인으로서의 자격이다."라고 했다. 지극히 옳은 말씀. 소신과 처신 사이, 의사로서의 자격을 되뇌여 본다.

- 쿠키뉴스. 2021. 08. 30

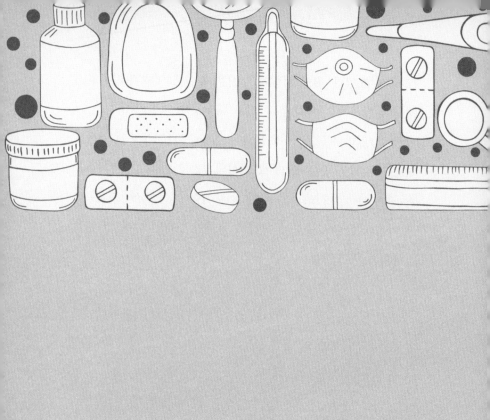
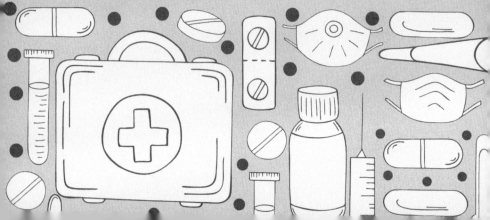

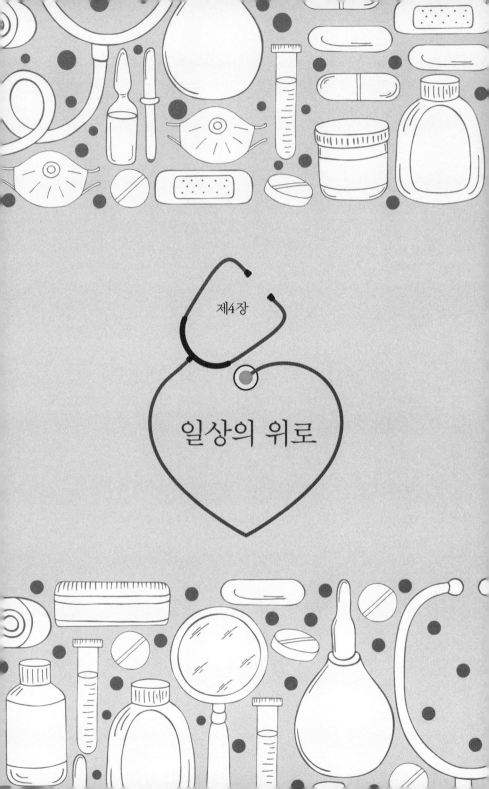

제4장

일상의 위로

존재하는 모든 것은 향기가 있다

개인적 소사 하나. 올해 봄날, 장범준의 노래 '흔들리는 꽃들 속에서 네 샴푸 향이 느껴 진 거야'를 통화 연결 음으로 설정해 두었다. 전화를 걸어오는 이들에게 재기 발랄한 노래 가사대로 상큼한 향기가 전해지길 바라는 마음에서다. 계절의 흐름 따라 감성도 함께 흐르기에 대중가요를 '유행가'라 칭하지만 사람의 향기를 가사에 내재할 수 있다는 건 노래가 지닌 위대한 힘이다.

파트리트 쥐스킨트의 소설 '향수'는 18세기 유럽으로의 초대라 해도 과언이 아닌 작품이다. 소설 속 "존재하는 모든 것은 향기가 있다."라는 구절은 강렬한 문장의 가르침으로 다가

섰다. 사람의 몸에서 품어져 나오는 향기가 호감과 반감을 결정한다는 것을 깨닫게 해준 소설이다. 작품의 유명세만큼이나 영화로도 만들어져 흥행했다.

사람의 체취는 때론 관계의 행복을 결정하기도 한다. 임상적으로 일부분 확인된 사실이다. 우리는 어떤 사람에게서는 유난히 좋은 향기를 맡기도 하고 정반대의 경험을 겪기도 한다. 인체의 코는 사람을 위시해 존재하는 모든 것들의 첫 만남에서 냄새를 인지해 뇌에 전달하고, 그에 대한 이미지를 각인시킨다.

그러고 보니 봉준호의 영화 '기생충'에서 기택의 몸에서 나는 냄새를 역겨워하던 동익의 대사는 "냄새가 자꾸 선을 넘는다."였다. 그랬다. 가난이라는 공기까지 바꿀 수 없었던 기택이 벽에 부딪힌 것은 냄새였다. 결국, 기택은 냄새 때문에 코를 싸잡는 동익을 칼로 찌르는 극단적인 선택을 하고 만다.

쥐스킨트의 '향수'도 그러했다. 아무런 체취가 없는 주인공 그르누이는 자신을 위한 완벽한 향수를 만들기 위해 젊은 여성의 향기가 필요했고, 살인자가 된다. 두 영화의 공통분모는 향기의 존재였다.

코의 후각에 관련된 표현은 대체적으로 부정적 어투로 소환된다. '콧대가 높다', '손 안 대고 코 풀기', '눈 감으면 코 베어간다'와 같은 표현들이 그 경우이다. 그러나 사람의 오감 중 후각은 미각과 더불어 가장 정직한 감각이다. 때론 눈과 같이 굴절될 가능성이 애시당초 없다. 그러하기에 후각은 부정적 이미지로 악용될 인체의 부위는 아니기에 이러한 속담에 차용되기에는 적절치 않은 것 같다.

저명한 조향사 맥캘란 로자 도브는 "사람들은 상대방의 옷이나 모자는 기억하지 못하지만 20년이 지나도 향은 기억한다."라고 말한다. 여성 패션에 커다란 혁신을 불러일으키면서 패션 제국 '샤넬'을 이룩한 가브리엘 샤넬도 "눈에 보이지 않으면서도 타인에게 강한 인상을 남기는 최고의 액세서리는 향수이다."라고 말한다. 지극히 맞는 말씀. 이들뿐 아니라 향기와 기억의 유의미한 상관관계는 뇌 과학 전문가들도 인정하는 사실이다.

사람들이 특별한 자리에 갈 일이 있을 때마다 자극적이지만 않다면 가볍게 향수를 뿌리는 일은 상대방이 나를 더 오랫동안 기억하길 바라기 때문일 것이다. 어쩌면 인체의 코에 대한 배려이기도 하다. 꽃이 아름다운 건 자태가 아니라 향기로 기억되기 때문이란 걸 믿고 있기 때문이기도 하다.

흠모해 마지않으며 평소 즐겨듣는 인디밴드 언니네 이발관의 '100년 동안의 진심' 가사에는 "오월의 향기인 줄만 알았는데 넌 시월의 그리움이었어."라는 노랫말이 있다. 향기는 그렇게 계절의 깊이로 가늠해진다. 몹쓸 감염병으로 사람은 멀고 호흡은 가파르지만 마스크 너머 슬그머니 들어온 가을의 애수 속에 이 곡을 통화 연결 음으로 설정할지 살포시 고민해본다.

- 글로벌경제신문. 2021. 10. 06

사소한 것들에 대한 그리움

　타인의 생각들을 엿볼 수 있는 책도 그러하지만 오감을 자극하는 음악만큼 한 시절의 풍경을 오롯이 담아낼 뇌 속, 메모리카드는 없다. 때로는 거칠고 모진 세상을 살며 아름다웠던 기억의 순간들은 인생의 자양분이다. 추억은 그렇게 흐르는 강물처럼 음악과 함께 흐른다. 흐르는 것은 사람뿐이 아니다. 노래도 가수도 그렇게 다들 흐른다. 차마 믿고 싶지 않은 진실이지만 삶과 죽음은 가족에게 엄혹하고 타인에겐 사소하다. 그래서 음악은 때론 상처와 외로움에 지친 이들에게 격정적 눈물을 솟구치게 한다. 그래도 괘념치 않는다. 남사스럽지 않을 나만의 통곡이기에.

누구나 특별한 의미를 지닌 나만의 노래가 있다. 페르소나인 가수도 있다. 음악은 먼 여정의 배낭 같은 존재이다. 즐겨 부르진 않아도 모든 이들에겐 '18번'이라 불릴 만한 노래가 있어 삶을 함께한다. 황혼의 인생길에 서 계신 부모님은 트로트 전성시대에 완벽 적응 중이시다. 아는 노래가 TV에서 나올 때면 나지막한 소리로 따라 부르신다. 부모님의 머릿속에는 그때 그 시절의 추억들이 멜로디와 가사로 재현될 것이다. 노래 가사에는 청춘이 있고 인생의 순간순간들이 고즈넉이 머문다. 팬데믹으로 모두가 움츠린 오늘, 사소하지만 위대한 일상이다.

저마다의 삶에 천착해가는 세상살이에서 나만의 흥으로 읊조리는 노랫말은 위로가 되고 안식이 된다. 노래뿐이 아니다. 지인들과의 술 한 잔, 속절없는 세상살이의 푸념도 그렇다. 서로의 생채기를 보듬었던 낭만 모임 이후 찾았던 노래방. 그 흔했던 도심 속, 동네 어귀 속, 그곳에서의 통성 노래의 일상마저 앗아간 코로나19의 시대를 살며, 다시 사소한 것들의 위대함에 겸허해진다. 우린 너무 가까웠지만 소중한 것들을 귀하게 여기지 않은 채 살았다.

계절 따라 황사 바람에, 미세먼지에 간헐적이었던 마스크는 이제 생존의 필수품이 되었고 끼니를 도왔던 숟가락이 되었다. 마스크 없던 자유로운 일상의 사소함이 눈물 나게 그리운 근간이다. 정치적 레토릭에 휘둘린 휘황찬란한 '사회 변혁'보다 훨씬 더 위대한 것은 이동의 자유와 인간 군집의 연대였음을 통렬하게 체감한다. 재잘거리던 아이들의 언어도 마스크로 봉쇄당하지 않는 세상이다. 사소함과 위험함 사이를 오가는 삶의 무늬는 그래서인지 때로는 투박하고 질척거리기도 한다. 어쩌랴, 나이테만큼 코로나 시대의 인생도 굴곡진 것을.

질퍽한 일상의 소용돌이에서 벗어나 기차를 타고 비행기를 타고 떠났던 이탈의 싱그러움이 언제였던가. 소소한 험담에 마냥 웃어젖히며 가까운 이들과 흥에 겨운 모임은 또 언제던가. 흔하디흔해서 그 위대한 풍경을 우리 너무 잊고 살았다. 소소한 것들의 위대함은 박제된 채, 우리의 닫힌 삶을 서글프게 응시하고 있다.

돌아보면 예기치 않았던 코로나19는 수많은 자영업자의 눈물을 잉태했고, 아이들의 새 학기를 빼앗아갔다. 숱한 인파로 뒤덮였던 도심 거리는 포르투갈의 소설가, 주제 사라마구의 '눈먼 자들의 도시' 속 풍경의 데자뷰이다. 코로나19는 그렇게 당연시되던 일상을 침탈하고 그 공허한 빈자리에 절망의 슬픔을 적재해두었다. 이 서늘하고 거친 역병이 물러간 다음 우리 사회는 거대한 변혁을 요구받을 것이다.

백신만으로 제거되지 못할 바이러스의 공포는 여전히 관계를 서늘하게 할 것이고 여전히 가짜 뉴스와 혐오의 언어들은 유난을 떨 것이다. 서로 간의 고립된 시간은 익숙한 것들로부터의 결별 후유증을 유발할 것이다. 그러나 생각해보자. 거리 두기의 음습한 강제는 참으로 불편한 것이었지만 기찻길 건널목에서 잠시 멈춰 설 여유도 부여했다. 마침내 기차는 지나갈 것이고 우리는 다시 그 철길을 건널 것이다.

너무도 익숙해서, 사소한 것들의 그리움. 그 위대한 삶을 기억하고 그것들을 재현시키는 일, 그것이 곧, 인생 아니겠는가. 코로나 시대, 힘에 부쳐도 우린 함께 건너갈 것이다. 사소한 것들의 위대함을 자각했다면.

- 쿠키뉴스. 2021. 02. 08

50대, 브라보 마이 라이프

지천명이라 했던가. 나이 오십이 넘어가니 기억은 스멀스멀
해지고 이해는 넓어져 간다. 인생이 무탈하게 진행되어 한국
인의 평균 수명까지 신체적, 정신적으로 안정된 상태로 유지
되었다고 가정할 때 내겐 30년 남짓이라는 시간이 남아있을
것이라는 기대는 있다. 물론 개인적 편차는 어쩔 수 없으나 애
써 무시하고 30년의 잉여시간을 생각하면 '그래도 그 정도면
아직 할 수 있는 일들이 남아있다'라는 막연한 안도감이 들기
도 한다.

그마저도 평화롭게 인생이 흘러간다는 전제에서만이 가능
한 일이다. 그 시간이 예기치 못한 시련을 겪으며 삼분의 일로

줄어 10여 년 남짓 남았다면 어떨까. 생물학적 나이는 사회적 활동에 예속되기에 그에 따른 조급증은 이루 말할 수 없을 것이다.

그마저도 의학적으로 30년의 생애 주기 동안 10년은 코마와 같은 수면 상태로 보내게 된다. 10여 년은 일을 하면서 보내게 될 것이다. 여기서의 노동은 직업을 포함해 가족을 돌보는 일, 생계를 책임지는 것이리라. 그러고 나면 자신에게 오롯이 남는 시간은 10여 년. 자칫 정해진 시한부 인생 같지만 우리가 삶에 자발적 의미를 찾을 수 있는 시간은 그 정도 밖에 남아있지 않다는 생각을 하니 일말의 서글픔이 밀려든다. 그마저도 근간에는 코로나19라는 해괴한 질환으로 위기에 처해 있다. 아, 몹쓸 코로나19.

현재는 과거로부터 종속된 산물이다. 벗어나려 해도 쉽진 않다. 현재는 미래의 과거다. 그러니 온전하게 나를 위해 산다고 해도 결국 인생은 과거, 현재, 미래의 프레임 속에서 돌고 돈다. 현대의 모든 철학이 직접, 간접적으로 영향을 받았다는 독일의 철학자 마르틴 하이데거의 역저 '존재와 시간'에서는 "우리의 존재는 시간이며, 우리의 시간이 유한하다면 비본래적으로 살면서 자신의 시간을 낭비하는 것은 미친 짓이다."라고 설파했다. 뒤통수를 때리는 지극히 맞는 말씀.

현실 속 시간의 씨앗이 우연이라면 미래의 꽃은 인연이 된다. 자연도 그러하고 인간도 예외 없다. 누구나가 과거의 나를 소환하여 미래의 인연 속에 자연스레 투영시킨다. 난해하지만 나를 만든 것은 하나같이 우연이면서도 모두가 인연이었을 것이다. 사랑하는 부모가 그렇고 가족이 그렇다. 부지불식간의 우연이 모여 인연이 되고 소중한 지인과의 살가운 관계로 승화한 것이다.

코로나19로 우리네 일상은 상실과 희망의 교차로를 갈팡질팡 걸어가고 있다. 사람들의 강제된 고독은 끝 모를 우울함마저 수반하고 있다. 세상의 모든 일들이 특별할 것 없는 오십대의 나이는 더더욱 그 경중이 그러하다. 허나, 삶의 동력은 오늘도 내일도 순환을 거듭한다. 현재를 살고 있기에, 하이데거의 성찰처럼 낭비하지 않는 시간을 위해 가파른 호흡을 가다듬어야 한다. 호흡은 짧지 않고 길어야 한다.

소모적이지 않을 생산적 일을 하고 살아도 부족한 시간인데도 나이 오십의 지혜를 자칫 꼰대로 치환하여 간섭하고, 타인의 부족함을 일깨우고, 요청받은 적 없는 조언과 충고는 금물

임을 깨닫는다. 사랑하는 이에 대한 최선의 관심은 때론 미덥게 지켜봐 주는 것도 미덕임을 알았다. 이제 철이 들어가고 있는 것이다. 오십대의 친구들이여, 꼰대는 되지 말자.

난해하지만 조금 더 하이데거를 꺼내들면 '존재와 시간'에서는 존재 구조는 '배려'라는 구조 속에 묶이고 이 '배려성'은 존재 의미인 '시간성'에 의해 구성된다는 것을 규명한다. 이것이 이 책의 논거이다. '배려성'은 자기 이외의 다른 존재를 파악하면서 '배려'적으로 살피고 보살핌을 하면서 산다는 것이라고 말한다.

어라, 그러고 보니 내게 주어진 시간들 속에 존재를 확인해 주는 '배려성'을 구현하기에 의사만큼 좋은 직업이 어디 있나 싶어 행복해진다. 그래서 나는 오늘도 '브라보 마이 라이프(Bravo, My Life)'를 외친다. 길이 더 어두워지기 전에 말이다.

- 이뉴스투데이. 2020. 12. 14

순댓국 찬가

들어가는 글이 고지식하지만 도리 없다. 음식에 대한 역사를 논하지 않고서야 최애 음식 중 하나인 순댓국의 비범함을 써 내려가기가 쉽지 않기 때문이다.

1924년 '조선무쌍신식요리제법'에는 순댓국이 돼지 삶은 물에 내장을 넣고 기호에 따라 우거지와 함께 끓인 국으로 기록돼 있다. 순대는 돼지고기, 선지, 찹쌀이나 녹말가루, 숙주나물, 배추김치 등을 잘 섞어 양념한 뒤 돼지 창자에 넣고 끝을 묶어 삶아서 그 삶은 물에 잘라 넣어 먹는 음식이다. 손도 많이 가고 재료도 비범하다. 오늘날의 순댓국의 변하지 않는 밑천이다. 그 시절 귀하디 귀한 음식이었지만 돼지 부속이 주재료이기에 특유의 잡내가 나 호불호도 명백하다.

순댓국밥은 순댓국으로 끓인 국밥이다. 일종의 개량 음식이다. 휘황찬란한 패스트푸드점의 화려한 인테리어나 현대화된 순댓국집과 달리 시장판 순댓국집의 분위기는 예나 지금이나 변함없다.

순댓국에는 사람들의 음식 냄새가 물씬 풍기는 훈훈함이 그대로 서려 있다. 순댓국 특유의 그 비릿한 냄새는 비위가 약한 사람들로 하여금 기피 음식이 되기도 한다. 순대, 돼지머리, 내장을 오랜 시간 고아질대로 삶아서 썰어 담은 머리 고기와 부속들은 식감은 좋으나 입안에 들어가는 순간 자칫 입천장을 데기 일쑤이다. 성질 급한 이들은 늘 당하는 일이다.

순댓국집마다 다르겠지만 대게 고춧가루가 섞여진 소금이나 새우젓에 찍어 먹는 그 맛은 내장 부위마다 맛이 천차만별이다. 주인장이 뚝배기에 담아 주는 뜨끈한 순대 국물에 고추다다기를 풀어서 밥 한 공기를 말라치면 제대로 된 순댓국이 된다. 부추를 넣어도 좋고 잘게 썰어진 파와 마늘을 넣어도 좋다. 순댓국은 세상의 모든 채소들과 조화를 이룬다. 이기적이지 않은 음식이다.

시시각각 주문에 따라 분 단위로 만들어지는 패스트푸드점의 음식엔 노동의 애환은 있어도 정성스레 만들어지는 다정함은 없다. 누군가의 헌신으로 밤새 끓여낸 시장통 순댓국집의 뽀얀 국물은 주인의 정성이 가득하다. 호흡이 길지 않고서는 만들어 낼 수 없는 국물이다. 밑반찬은 잘 익은 깍두기도 좋고 묵은지도 좋다. 반찬의 가짓수가 많지 않아도, 순댓국은 으레 그리 먹는 것이다. 시원한 깍두기를 앞니로 싹둑 잘라 먹을 땐 청량감과 함께 입안에서 느껴지는 오묘한 맛의 기운은 순댓국에서만 느껴지는 별미이다. 돼지 부속 특유의 잡내에서 오는 느끼함도 어느새 가라앉힌다.

순댓국을 처음 접한 것은 의대 1학년 때였다. 서울 행당동 한양대 병원 건너편 골목길에 있는 오래되고 허름한 식당이었다. 국물은 식당의 역사만큼이나 긴 호흡으로 맞춰냈기에 내공 깊은 맛을 낸다. 가게 근처에서 진동하는 그 꼬릿한 향은 미각으로 승천하여 국물에 다 녹아들어 있다. 허기진 배를 채우려 정신없이 먹다 보면 입술도 절로 찐득해진다. 그만큼 국물이 진하다는 증거이다. 사골국물의 원조 격이다.

삼십 년이 지났지만, 아직도 몸과 마음이 허할 때는 자연스레 그리워지는 맛이다. 입맛이 없을라치면 또 찾고 싶은 마음이 절로 든다. 끼니를 위해, 때로는 사랑하는 이들과 소주 한잔의 위로를 위해 그 집을 찾았을 수천 명의 학생의 추억은 아직도 현재 진행형이다. 순댓국은 그렇게 사람의 인생과 함께 뽀얀 국물처럼 농익어 간다.

아스라한 봄날을 목전에 두고 권태감이 아지랑이처럼 스멀스멀 올라오는 지친 일상이라면 순댓국에 밥 한 공기 말아 식도를 타고 넘어 들어가는 소주 한 잔으로 위로받아도 좋겠다. 인생을 함께 걸어가는 지인과 오늘은 병원 인근 순댓국집을 찾아야겠다. 태양초 알싸한 고춧가루로 다진 양념에 더해 청양고추까지 넣어서 매운맛으로 먹어보리라.

- 글로벌경제신문. 2021. 03. 16

쉼의 미학

지친 삶을 위로해 주는 최애 작가 중 한 명, 무라카미 하루키는 소설을 위해 집을 떠나 오랫동안 낯선 도시에 머문다고 알려져 있다. 일을 위해서지만 일을 떠날 수 있는 그의 자유가 사뭇 부럽다. 반면, 의사라는 직업은 구속된 시간 뒤에 웅크리고 있는 고양이 같다. 조금이라도 이 공간을 벗어나면 입원한 환자는, 수술받은 환자는, 내일 진료를 보러 올 환자는…, 온통 환자에 대한 근심은 끼니와 같고 촘촘하게 짜인 하루의 궤적 안에 포획된 것이다.

마치 움직이는 사물을 보는 동체 시력이 발달 되었지만, 색이나 글씨를 구분 못 해 세상을 구체적으로 보지는 못하는 고양이의 눈처럼 내 처지도 같다고 생각해본다. 쉼의 여유 없이 앞만 보고 달리는 동적인 일상은 때로는 자부심과 찬란함을 선사하지만 고양이 눈처럼 소중한 것들을 마냥 지나치고 있진 않은지 때론 긴 한숨이 나온다.

누구나가 그렇겠지만 코로나 시대를 살며 제대로 휴가를 떠날 엄두를 낼 수도 없다. 쉼 상실의 시대이다. 방역수칙을 준수하기에 떠나지 못한다고 애써 위로하지만 자유를 그리는 마음을 위로하기엔 궁색하다. 그러나 사실을 고백하자면 코로나 이전부터 휴가를 자유로이 떠나진 못했다. 환자를 받지 말고 진료를 늦추더라도 가까운 곳이라도 갈 수 있지 않느냐고 반문하실 독자 있으시겠다. 그러나 그런 결정을 내리기란 여간해서 쉽지 않다. 아픈 이들을 돌보는 의사라는 직업은 통상 자신의 스케줄보다 환자의 일상 사이클에 맞추기 때문이다. 어쩔 수 없는 의사의 숙명이다.

5일 근무제가 정착된 지 20여 년이 가까워져 오지만 의사에겐 토요일은 진료가 적은 날일뿐이다. 그러다 보니 일요일의 휴식은 잠과의 동행 같다. 그러나 육신은 쉬지만 정신은 쉬지 못한다. 삶에는 다양성이 절실하다. 여타의 사람들과 다르게 없는 반복적 삶을 살다 보면 획일화된 삶의 풍경은 공장에서 토출되어 나오는 빨간 벽돌 같다. 모양은 일정해도 투박하며 간혹 날 선 벽돌 끝 모서리에 생채기를 입는다. 모나지 않은 평범함은 바른 처세가 된다. 그러면서도 끝없이 줄 선 대오가 아닌 줄달음쳐 앞에 서길 염원한다. 그 남보다 빠름의 채근은 '쉼'을 게으름으로 오판한다. 느리고 익숙하지 않은 것들은 여전히 인생에서 생경하고 필요하지 않다는 자포자기도 부른다.

유년 시절부터 '쉼'은 그렇게 '도태'라는 등식으로 성립되고 무한 경쟁의 야만스러운 이데올로기는 한국인의 삶에 짙게 채색된다. 거칠고 처연한 근대화 과정을 거쳐 온 우리에게 쉼의 미학은 애당초 호사스러웠는지도 모른다. 사실 잠깐 멈춘다고 우리가 걱정하는 것처럼 삶은 당장 붕괴되지 않는다. 어쩌면 우리 스스로의 조바심이 멈춤을 거부하고 있는데도 움직이라는 마음속 채근은 도대체가 종잡을 수 없는 현대인의 집착이 되었다. 나도 그랬을 것이다.

'쉼'을 뜻하는 '휴(休)'는 사람인(人)이 나무 목(木)에 기대어 있음을 의미하는 갑골 문자이다. 영어 포레스트(forest)는 '휴식을 위한 것(for rest)'이라는 주장도 있다. '쉼'은 추구하던 삶과 목표를 나지막한 목소리로 들려준다. 도식적인 사회적 잣대에

맹목적으로 따라가던 삶의 목표가 인생에서 어떤 의미인지를 돌아보게 하는 마중물이다. 한 치 앞을 못 보는 태생적 우매함을 갖고 태어난 인간이기에 딱히 이 방법 말고는 성찰과 영혼을 돌볼 방도가 없다.

　일개미 같은 우리는 쉬는 것을 미안해한다. 열심과 성실의 정의가 쉼의 가치를 훼손하고 있다. '쉼'으로 인해 혹시라도 내가 속한 조직 내에서 존재감이 사라질까 두려워할 필요가 없다. 떠날 수 있는 용기 자체는 이미 충분한 존재감이다. '쉼'은 삶이 주는 대단한 선물이다. 온전한 하루의 '쉼'조차 버겁다면 저녁이 있는 삶이라도 실천해보자.

- 이뉴스투데이. 2021. 01. 12

기억의 편린

사전적 의미의 기억은 '사람이나 동물 등의 생활체가 경험한 것이 어떤 형태로 간직되었다가 나중에 재생 또는 재구성되어 나타나는 현상'을 말한다. 이러한 기억은 통상 감각을 통해 구성된다.

일테면 냄새와 감촉, 음성 등으로 뇌에 새겨진다. 아픈 배를 어루만져 주던 어머니 손바닥의 온기, 유별난 이별을 위로해 주던 노래 가사, 유년을 지배했던 친구와의 놀이, 맛있던 음식의 미각, 아스라이 코끝을 자극하던 타인의 향수 등이 기억이라는 이름으로 뇌에 저장된다.

이럴 때 기억은 추억이 되기도 하고 상처가 되기도 한다. 좋은 기억은 인생의 힘이 되지만 모진 기억은 때로는 삶에 딴죽을 건다. 트라우마란 이름으로 기억의 늪에서 삶이 허우적댄다. 그것은 때론 감당하기 힘들 때도 있다.

아리스토텔레스의 시학에서는 비극 앞에서 인간이 느끼는 감정은 연민과 공포라고 규정했다. 둘 다 자연스러운 인간의 모습이지만, 후자가 더 흥미롭다. 그래서인지 혹자는 "인간은 이익과 공포로만 움직인다."라고 했던가.

인간의 기억은 매우 이기적이고 간사하다. 선택 취사 형이다. 자신에게 유리한 것들로 새겨진 기억들은 확증편향을 태생적으로 내재하고 있다. 오로지 자신의 입장에서 기억되기에 타인을 아프게 한 사실조차 느끼지 못한다. 부모님의 사랑이 그러하다. 내겐 성장의 추억이지만 부모님에겐 내리사랑의 대가였을 기억이 있을 수 있다는 가능성 앞에 부끄러운 몸서리가 처진다.

그 언젠가 그룹 GOD의 노래 중에 "어머니는 자장면을 싫다고 하셨다."라는 가사가 그러하다. 그 옛날 자장면은 흔하게 범접하기 어려운 호사스러운 음식이었다. 어머니가 그 자장면을 싫어하셨을 리가 만무하다. 그러나 자식 입으로 들어가는 자장면을 보는 것만으로도 세상의 어머니들은 허기보다 행복이 먼저였을 것이다.

얼마 전 새하얀 눈이 쏟아지는 퇴근길, 문득 잊었던 추억이 절로 떠올려진다. 이럴 때면 누구나 작은 기억의 편린들을 지난다. 이윽고 눈과 관련된 인생의 풍경에서 잊었던 사람에 대한 기억에 다다르면 기억은 그제야 무지개 융단처럼 깔려 망각했던 시간을 시나브로 소환한다.

나이 들어가며 기억의 편린들은 나뭇잎이 우거져 그늘이 드리우기도 하고 관계의 이끼들은 때론 촉촉하고 눅눅하기도 하다. 살아낸 시간은 오로지 하늘에서 내리는 눈만으로도 파노라마처럼 기억을 불러들인다. 아, 맞다. 기억은 머리가 아닌 가슴이었구나. 취사선택했던 행복한 기억뿐만이 아니라 불행했던 기억들의 조각들, 떠올리기 싫은 기억도 촘촘하게 붙여야 한다. 나쁜 기억이 행복의 부당한 박탈이 아닌 행복의 재구성임을 이해해야 한다.

이제야 알겠다. '사람의 가치'에 기초한 기억이 아니라면 지난 시간의 행복과 불행은 온전하게 누군가의 아픔과 배려였을 수도 있었을 것이다. 오로지 나 자신만을 위한 기억일 수 있다는 가능성을 받아들인다면 추억은 기괴하고 정당하지 않을 수도 있다.

우리의 자아를 손상시키지 않는 범주 내에서 기억은 왜곡되고 변형된 것들이라는 지극히 평범한 진실 앞에 숙연해진다. 망각은 신이 준 축복이다. 그러나 사람에게 잊힐 기억은 없다. 애써 잊었을지도 모른다. 아니면 놓치고 간 기억일 수도 있다. 누군가를 아프게 했다면, 누군가의 도움으로 고통을 이겨낼 수 있었다면, 나 자신을 사랑하고 아끼던 이들을 잊고 살았다면 이제 그 기억의 편린들을 모아나가야 한다. 더 레테의 강을 건너기 전에.

- 이뉴스투데이. 2021. 01. 25

울지 마, 유키

친지로부터 입양한 하얀색 고양이를 가족들은 '유키'라 작명하였다. 딱히 의미가 있는 건 아니었다. 반려동물에 대한 초심자의 마음으로 순하게 커달란 의미였다. 유키는 아이들의 성장과 동행했다. 가족의 일원이 된 이후 유키의 시샘은 유독 남달랐다. 가족들의 사랑이 성에 차지 않으면 굳은 심술을 부리기 일쑤였다. 유키에 대한 가족들의 사랑도 경쟁적이었다. 통상, 고양이는 애교가 없고 자기중심적인 성향을 보인다. 과한 친근함을 표하지도 않으며 매우 자주성을 지닌 동물로 알려져 있다. 오히려 사람이 고양이의 관심을 받으려 애를 쓴다. 그래서인지 유키는 특별했다.

유키가 많이 아프다. 어렴풋이 15년 근간이 고양이의 수명으로 알고는 있었지만 이렇게 쉬이 이별을 채비하게 될 줄 미처 몰랐다. 근래 들어 유키의 폐는 물이 차고 호흡은 거칠다. 보호자가 아닌 이비인후과 의사로서도 유키의 건강은 눈에 띄게 악화되고 있다. 어느 순간 유키와의 당연시되던 일상은 조바심으로 다가왔다. 흐르는 것이 시간뿐이 아닌 사람도 동물도 함께 흐르고 있다는 지극히 평범한 진실 앞에 가슴이 먹먹해져 왔다. 모든 생명체에게 이별 없는 만남은 없다는 숙명을 받아들이기엔 가족들은 아직 준비가 되지 않았다.

딱히 동물을 가까이하는 성향은 아니었다. 의사로서의 삶은 때로는 균형이 안 맞아 덜덜거리는 세탁기의 소음처럼 소란스럽고 고단한 시간에 포획되어 있기도 한다. 고단한 어느 날, 독서가 주는 위안을 찾아 어니스트 헤밍웨이의 '빗속의 고양이'를 읽은 후로 고양이에 대한 급호감이 갔다. 유키, 입양의 동기였다.

유키의 건강 악화는 올봄부터 시작되었다. 날렵한 동작과 예민하던 감각은 둔탁해졌고 장난감 먹이를 제압하던 야성도 이내 잦아들었다. 가족들의 부름에도 만사 귀찮다는 듯이 반응을 보이지 않는다. 그 무렵부터 유키의 건강을 의심하게 되었다. 돌아보면 둔하고 무심했던 것은 유키가 아닌 가족 모두였다.

유난히 활동적이고 사람을 잘 따르던 유키는 자신을 돌봐주던 가족들에게 변치 않는 따스함과 위안의 존재였다. 고양이 특유의 시큰둥함으로 서운함을 주기도 하였지만 보호자에 대한 충성심은 한결같았다. 그러나 우린 이기적이었다. 고양이 특유의 본능을 발현할 환경을 제공하지도 못하였고 타고 난 야성은 사방이 콘크리트 벽으로 가로막힌 아파트 내에서 거세되어갔다. 유키를 사랑한 만큼의 배려는 부족했다. '애완'할 조건을 갖추지 못한 인공적 과잉보호였다.

병원에 오는 환자들 중 간혹 '애완동물'을 데리고 오는 환자들이 있다. 호흡기 질환 환자가 많아 병원 내에서 동행을 엄격하게 금지하고 있지만 가족과의 잠시 이별에 대한 불안한 눈빛을 보면 유키의 보호자로서 이심전심이 된다. 언제부터인가 개나 고양이를 애완동물이라 표현하다가 '반려동물'이라 부르고 있다. 장난감 개념의 '애완'보다는 사람과 더불어 살아간다는 '반려'의 의미는 문명적 사고의 전환이었다. 살아있는 세상의 모든 존재는 영혼이 있다. 거칠고 모진 인생에서 조건 없는 이해와 사랑을 나눌 수 있다면 반려동물은 '영혼의 동반자'라

칭해도 과하지 않을 것이다. 유키가 그랬다.

다른 생명의 고통을 자기화하는 것이 인간의 자격이다. 반려동물도 사람과 똑같이 감정이 존재하고 고통을 느낀다. 그러하기에 자식처럼 책임감 있게 키워야 한다. 인간보다 현저히 짧은 수명을 가진 반려동물은 이 짧은 생의 시간 동안 주인에게 변치 않는 사랑과 연대감을 주고 살아간다. 아무 대가를 바라지 않는다. 이런 존재는 흔치 않다. 모든 사랑에는 책임이 따른다. 아끼고 함께 걷는 삶이라면 반려동물에 대한 애정의 자격도 갖추어야 한다. 이내 나는 그러했을까 싶다.

자신에게 남아있는 생이 얼마 되지 않았음을 직감해서인지 근간의 유키는 부쩍 눈물이 많아졌다. 눈물흘림증이라고도 불리는 유루증이 의심된다. 유키의 눈물은 장시간 눈 밑 털에 젖어 있어 정성껏 닦아도 잘 지워지지가 않는다. 세상의 모든 것들은 이별을 전제로 관계가 시작된다. 상호관계의 끝자락이 평온한 이들이 어디 있겠는가. 애절하지만 함께 한 시간을 오롯이 보듬고 오늘도 유키의 눈물을 닦아 준다.

'울지 마, 유키, 고맙고 사랑한다.'

- **쿠키뉴스**. 2021. 8. 05

늙기보다 나이 듦

세계적 초저출산 국가로 아기 울음은 사라져가고 늙어 가는 한국이 되었다. 이른바 고령화 시대에 도달했다. 그 거부하기 힘든 노년의 길, 초입에 들어선 나로서도 서글픈 일이지만 인류는 팬데믹의 시대, 건강 수명보다는 질병 수명 쪽으로 행로를 바꾸고 있다. 대세를 이룬 그 길에서 낙오가 되지 않으려면 늙어 가는 것보다 나이 듦의 지혜가 절실하다. 나이가 들어간다는 것은 사회 속에서 점점 혼자가 되어가는 시간이 많아지기 때문이다.

나이 들어간다는 것은 새로운 것에 대한 호기심이나 열망이 옅어져 감을 의미하기도 한다. 오래되고 익숙한 것들이 편해지기 시작한다. 그러다 쇠락해져 가는 몸은 게으름에 안주하게 되고 정신은 몸과 함께 느슨해져 간다. 건강한 노년을 갈망한다면 유난스럽게 부지런을 떨어야 하는 이유이기도 하다.

지천명의 나이가 넘어서도 세상 풍파에 단단하게 여민 내공으로 맞서기도 쉽지만은 않다. 가끔은 구체적으로 몇 살까지 현재의 경제활동을 할 수 있을지를 떠올려 본다거나, 난데없이 희끗한 새치가 스멀스멀 올라온 정수리를 볼라치면 물에 젖은 솜처럼 '나이'의 무게에 순간 절망하기도 한다. 그러나 피해 갈 수 없는 인체의 노화 앞에 무기력해질 순 없다.

나이가 들어간다며 갑자기 이전과 다른 삶에 대한 절박감을 가질 필요는 없다. 여태까지의 삶의 가치도 변화가 필요하지도 않다. 다만 평소 책 한 권 읽지 않는 빈약한 지적 운동량은 문제가 심각하며 비난받아 마땅하다. 꼰대가 되어가는 지름길이기 때문이다. 기민하고 영특하기 이를 데 없는 청년들 앞에 시대정신에 뒤떨어진 어른들의 '이래라저래라' 개입하는 모양새는 전형적 바보의 어투이기 때문이다. 이럴 땐 나이 듦의 화법이 아닌 늙은 화법이 되어 설득도 공감도 없다. 빛바랜 나이가 된다.

열혈 청춘의 삶이 꿈이나 욕망이 이끄는 대로 살아온, 마음 중심의 삶이었다면, 나이 듦이란 결국 몸 중심의 삶을 의미한다. 그러나 사실, 몸의 요구와 마음의 요구가 나름 균형을 이룬 상태가 맞을 것이다. 영원히 미완결인 우리의 삶을 조금 더 깊게 들여다보면 건강관리만큼 마음 관리도 중요함을 깨닫게 된다. 언제가 다가올 죽음에 대한 성찰, 병원에 의탁하지 않고도 나이 든 몸과 마음을 일상 속에서 건강하게 지키는 나만의 삶의 루틴을 발견하는 일은 나이 들어가는 모든 어른의 절체절명의 과제가 되었다. 평소 생활환경에 따라 수명이 좌우된다는 후성유전학적 관점에 따른 건강 관리법, 나이의 경험치를 근간으로 내면의 평화를 유지하는 마음 관리법, 가장 엄혹한 질병인 치매를 예방하는 일상적 습관과 평안하게 죽음을 맞이하는 방법까지 불안하고 두렵기만 한 나이 듦을 어떻게 받아들이고 현명하게 대처해 나갈지를 말이다.

세상천지의 인생 개수만큼 나이 듦 역시 저마다가 다를 수밖에 없다. 누구나가 다 먹는 나이이기에 별다를 게 없어 보이지만, 조금만 눈여겨보면 사람들은 각자 다 다른 방식으로 나이 들어간다는 것을 알게 된다. 다만 제 살기 버거워 보려고 하지 않았을 뿐이다.

민주주의, 시민사회라는 구호 속 시대에서 삶의 다양성만 강조할 것이 아니라 나이 듦의 다양성 또한 고려돼야 한다. 그리하면 고령화로 치닫는 한국 사회 노년들의 삶은 지금보다는 조금 더 나아질 것이다. 노년의 다양함에 대한 인정이 경제적인 조건 자체를 향상시켜주진 않을지 몰라도 각기 다름을 인정받을 때 나이 들어가는 이들의 자존감은 회복되고 저마다의 노년의 길을 찾아가기가 수월해질 것이기 때문이다. 나이 들어가는 이들에게 사회로부터 늙어 가는 것이 아니라 완숙하게 익어가며 인생의 지혜를 터득해가는 나이 듦의 가치를 느끼게 해주는 일, 고령화 사회의 태도가 되길 소망해본다.

- 쿠키뉴스. 2021. 09. 14

가을 랩소디 '이별 노래'

마음은 시를 닮고 시심은 가을로 향한다. 팬데믹의 잔혹함은 바람을 타고 무덤덤해지고 있으며 모두가 이른 추위에 움츠러든 지금, 가을의 랩소디로 이보다 더 좋을 순 없는 노래가 있다. 가수 이동원의 '이별 노래'이다. 해마다 이맘때 즈음이면 성탄절 캐럴처럼 라디오에서 흘러나오는 '이별 노래'는 시인 정호승의 시에 멜로디를 붙인 곡이다. 방탄소년단 노래만큼 대세는 아니지만 그 옛적, 모두가 분투했던 80년대의 정서를 녹여낸 명곡이라 평가해도 과하지 않을 듯싶다.

유난히 시인 정호승을 좋아한다. 그의 시에는 시간이 있고 사람이 있다. 거창한 서사보다는 정제된 서정으로 현실에 대한 자각과 아스라한 향기가 배어난다. 사는 것이 치열해질수록 정호승의 시는 위로가 되고 안식이 된다. 정제된 모든 언어는 어질고 착한 법이다. 시인의 시는 이를 입증한다.

"옷깃을 여미고 어둠 속에서 사람의 집들이 어두워지면 나 그대 위해 노래하는 별이 되려니. 떠나는 그대 조금만 더 늦게 떠나준다면 그대 떠난 뒤에도 내 그대를 사랑하기에 아직 늦지 않으리."

떠나는 그대를 보내지 않으려는 마음이 노을을 바탕으로 절절하게 그려진다. '그대 조금만 늦게 떠나준다면'이라는 대목에 이르러서는 인생을 살며 누구나 가슴 저미는 이별이 떠올라 울컥 눈물이 배어 나온다. 시인도 아스라한 경험에서 써 내려갔을 것이다. 그러나 이별은 초라하지 않다. 상대에 대한 성냄은 없고 애절함만 있을 뿐이다. 순하디순한 이별이다.

서슬 퍼렇던 군부 독재 시절, 사람의 자유와 인권이 멀어져 가는 암울한 시대를 시인은 이별의 아픔으로 승화했을 것이다. 삶이 치열하면 현재를 딛고 다른 미래를 그리는 상상력은 빈곤해진다. 누구도 예외 없다. 그러하기에 정치인들은 유혹에 약한 서민의 마음을 꿰뚫어 보는 능수능란함을 가진 존재들이다. 하지만 정작 진정한 인간의 본성에 대해서는 무지하다. 그러다 보니 정치와 민심은 따로 노는 경우가 많은지도 모르겠다. 내년 두 번의 큰 선거를 앞두고 정치인들은 저마다 경쟁하듯이 더 나은 미래를 시민들에게 다디단 약속으로 속삭인다. 그러나 정호승의 '이별 노래' 속 사람과 감성과 여운은 없다. 분노를 부추기며 선동하기 때문이다. 이는 그 어느 정치인도 별반 다를 바 없다. 이런 정치인들과의 이별은 아프지 않다.

건강한 공론의 장으로서의 정치는 그 기능을 상실했다. 하긴 역사 속에서 희망과 용기는 늘 시민의 몫이었다. 우리가 허황한 욕망과 공포에 지배당하지 않고 자연의 섭리대로 상식대로 보편적 윤리 앞에 겸손한 사회였으면 좋겠다. 옷깃을 여미는 한기가 속절없이 다가왔지만, 정호승의 '이별 노래' 속, 사람의 집들에 온기는 결코 특정한 이익으로 현혹되는, 레토릭으로는 만들어질 수 없는 것이다. 깊어 가는 가을, 농익은 시민의식으로 다시금 마음을 다잡아 바른 선택을 해야만 한다.

'이별 노래' 속, '떠나다'라는 동일한 시어가 주는 반복의 미학이 있다. 사랑하는 이와 헤어지는 것이 아니라 상대가 떠나는 것이다. 코로나19의 시대, 우리는 현재의 역사를 쓴다. 몹쓸 바이러스도 오만한 인류 역사의 초고라는 건 상찬이다. 예정된 운명 같은 건 믿지 않는다. 시간을 뛰어넘는 진리 같은 건 없는지도 모르겠다. 역사는 다만 사람들이 함께 살아내는 것일 뿐이다. 우린 그 길을 꾸역꾸역 넘어가고 있다.

참으로 매서웠던 코로나19가 우리 곁을 떠나는 날, '이별 노래', '사람의 집들'에 온기를 채워주는 날이었으면 참 좋겠다. 모든 시민이 다시 회복될 일상을 위해 노래하는 별이 되었으면 좋겠다.

- 쿠키뉴스. 2021. 11. 17

노스탤지어

언제부터인가 연례행사 같았던 명절 고향 가는 차편을 고민할 이유가 사라졌다. 도로에서 지쳐갈 교통체증을 감수하면서까지 먼 길 운전은 엄두가 나질 않아 늘 대중교통을 이용해왔다. 차편 예약도 만만치 않고 더욱이 원하는 시간을 선택하기도 쉽지 않았다. 자식들을 따라 부모님이 서울로 거처를 옮겨오신 이후부터 해마다 반복되던 고행은 마침내 끝이 났다. 학업을 위해 서울로 상경한 이후, 명절은 고향으로의 강제된 시간이기도 했다. 고단한 일상 속에서 며칠을 비워 고향을 찾기란 여간해서 쉽지 않은 일이었다. 지나고 보니 이런 핑계는 졸렬했다.

나이가 들어가며 마음속 노스탤지어를 잃어가고 있다는 생각이 들기 시작했다. 모든 것들이 건조해져 가는 중년의 삶 속에서 고향 가는 길은 육신의 고행이 아닌 존재에 대한 연민의 여정이었음을 자각하게 된 것이다. 흐르는 것은 시간뿐이 아니었다. 사람도 흐르고 기억도 흐른다. 고향을 떠난 이들은 있었지만 정작 고향은 한결같은 자리에서 유년의 기억을 봉인하고 너덜너덜해진 인생을 다소곳이 보듬어 주는 위로였던 것이었다. 본디 고향은 그런 것이었다. 알고 있었는지 아니면 모르고 있던 것인지 가늠하기 어렵지만, 생존의 가치가 우선이었던 것만은 분명해 보인다.

황석영의 '삼포 가는 길'에 등장하는 정씨는 고향 가는 기차를 타지 못한다. 감옥에서 출소한 정씨가 선택할 수 있는 행선지는 고향뿐이었다. 막연한 설렘으로 기차역에 도착한 정씨는 삼포가 과거와 다른 복잡한 도시로 탈바꿈했다는 소식을 전해 듣는다. 플랫폼에 들어서는 기차를 타면 고향에 닿을 수 있지만 정씨는 끝내 기차를 타지 못한다. 정씨에게 고향은 상실된 공간이었기 때문이다.

소설 속 정씨와 달리 변치 않는 풍경으로 유구하게 존재하는 고향이 있을지라도 고향을 찾지 않는 사람들이 많아지고 있다. 나도 그런 부류일 것이다. 부모님의 부존이 그렇고 딱히 고향에 가서 그리움을 위로할 대상이 없는 경우일 것이다.

'노스탤지어(nostalgia)'는 '향수'란 의미이다. 그리스어로 귀환을 뜻하는 노스토스(nostos)와 고통을 의미하는 알고스(algos)의 합성어이다. 고향을 그리워하는 데는 돌아가는 고통이 요구된다는 뜻이다. 체코가 낳은 문호 밀란 쿤데라는 '향수'에서 귀환의 고통을 직시한다. 그도 그럴 것이 조국 체코가 소련군에 점령당한 후 시민권을 박탈당해, 프랑스로 망명한 삶을 살아가는 밀란 쿤데라에게 고향과 귀환, 향수는 그의 삶을 관통하는 대명제였을 것이다. 고향에 대한 그리움은 거대하지만 공산화된 조국 체코로의 귀환에 대한 향수는 고통스러운 감정이었을 것이다. 저마다가 지니고 있는 고향에 대한 향수가 복잡하고 분간하기 어려운 이유이다.

그럼에도 불구하고 고향은 고단한 세상살이에서 드러낼 수 없었던 속살의 내면까지 모두 드러낼 수 있는 해방의 공간임은 분명하다. 정서적 안정감과 형언하기 힘든 유대감이 깃든 곳이기 때문이다. 어떤 곳에도 가고 싶지 않고, 아무 곳으로도 돌아가고 싶지 않을 때, 속절없이 어른이 되고 세상에 대한 회의주의자로 고리타분하게 늙어간다. 생각만 해도 끔찍하지 않은가. 여전히 가고 싶은 곳이 있다는 것만으로도 인간으로서의 삶은 희망이 깃든다.

고향은 설익은 청춘의 시간이 멈춰서 있으며, 면밀한 관계의 정이 내재된 곳이다. 각기 다른 형태로 사람들 모두에게 형성된 심미의 세계이다. 고향에 대한 마음은 공간이며 시간이며 마음이 불가분의 관계로 굳어진 복합된 심성이다. '삼포 가는 길'의 정씨와 망명객인 밀란 쿤데라처럼 갈 수 없다는 현실과 돌아가야 한다는 당위의 간격 속에 고향은 존재한다.

도시에 살며 고향은 사라져 간다. 그러나 혼돈과 현란의 회색 거리를 걸어가며 스치며 쫓기듯 살아내는 일상 속에서 잠시 잊힌 것일 뿐 여전히 뿌리 깊은 나무의 의연함으로 고향에서의 시간은 삶을 지행해준다. 안온한 기쁨을 주고 뿌듯한 생명감을 주어왔던 고향은 이제 부모님의 너무 늙고 가녀린 어깨 뒤로 황혼처럼 저물어간다. 그러나 기차를 타지 못한 정씨의 처지가 아니라면, 해외를 떠돌던 밀란 쿤데라의 고통스러운 향수의 크기가 아니라면 반갑게 맞이할 존재가 굳이 사람이 아니어도 유년의 기억만으로 고향을 찾아가는 시간을 채비해 보는 것, 명절 이후에도 충분하지 않은가.

- 쿠키뉴스. 2022. 02. 05

세상의 모든 음식

　언제부턴가 TV 채널에 음식 관련 프로그램이 차고 넘실거린다. 음식은 화면을 통해 현대인의 미학이 되고 식욕을 대신해주는 '먹방'은 카타르시스를 안겨준다. 기존의 쿠킹쇼와 맛집 탐험을 훌쩍 넘어서 예능까지 그 영역을 넓혀 음식 방송은 TV를 점령했다. 바야흐로 음식 전성시대이다.

　음식은 인간이 살아가는데 반드시 필요로 하는 에너지를 공급해 주는 요소로서 생을 이어가기 위해선 반드시 섭취해야 하는 생명줄이다. 문학이 이성의 정수리에 위치한 본능의 고백이라면 음식은 인간 오체의 생존에 대한 직접적 욕망이다. '문학을 홀린 음식들'의 작가 카라 니콜레티는 뉴욕 브루클린에 거주하는 여성 푸주한이다. 전직 요리사인 그녀는 "부엌에 있으면 좋은 책이 주는 것과 같은 평화를 얻는다. 양질의 훌륭한 식사만큼 매혹적인 것이 없으며, 좋은 책을 읽는 것만큼 정신을 고양시키는 것도 없다."라고 말한다. 공감이 간다. 그렇게 음식과 문학은 인간의 욕구를 적절히 버무려 농익게 하는 마술을 부린다.

생각해보라. 우연히 들린 식당 음식이 어머니의 집밥과 너무나 흡사한 맛을 낼 때, 그 말 못 할 회한과 감동의 경험들은 누구나가 갖고 있을 것이다. 때로는 의무적인 한 끼의 식사가 주는 우연치 않은 감동은 우리의 고단한 삶을 풍성하게, 기운 내게 해주는 원동력으로 다가서는 것이다. 음식이 가진 힘이다.

인간의 언어가 저마다의 어감과 의미로 형상화되어 말과 글로 발원될 때 음식의 식재료도 그러하다. 서로 다른 의미와 예우를 받는다. 어떤 재료는 세계 공통의 음식 문화를 만들어내는 기준이 되기도 하고 그 어떤 재료는 해당 민족의 자부심이 되기도 한다. 나아가 어떤 식재료는 그 모양만으로 효능을 드러내기도 한다. 한때 치매를 예방한다고 알려진 견과류, 그중 호두는 인간의 뇌와 형상이 비슷하다. 인간의 심장 구조와 비슷한 토마토는 심장에 좋고 폐와 비슷한 형상을 지닌 포도는 혈압을 조절하는데 효능이 입증되었으니 참으로 오묘하다.

요리사의 손에서 완성된 한 그릇의 음식에는 재료에 대한 선택에서부터 출발하여 그 음식을 먹는 이들의 삶의 배경까지 부단한 인생이 녹아있다. 그 안에는 역사와 함께 피어난 음악, 영화, 그림, 소설 등으로 어우러진 삶의 기쁨과 슬픔, 위로와 희망이 가득 담겨 있다. 그래서 세상의 모든 음식은 인간의 희로애락이다.

최근 읽었던 다이나 프라이드의 '문학의 맛, 소설 속 요리들은' 내게 음식의 미학에 대해 탐닉하게 만든 결정적 역할을 했다. '바람과 함께 사라지다'의 스칼렛의 식사, '에덴의 동쪽' 속 야외 식사, '율리시스' 속 양 콩팥구이 등은 활자로 전해오는 미감이 더없이 고혹적이어서 지극히 식욕을 불러일으킨다. 내심 책 속의 음식들을 직접 마주할 수 없다는 사실에 아쉽기도 했다. 문학 속 음식들을 눈으로 보듯이 행복하게 그려보는 독서의 시간은 형상화하지 못할 미각이었다.

흔히 춘원 이광수의 '흙'과 더불어 한국 농촌계몽소설의 쌍벽을 이루며, 작가로서의 명성을 크게 떨치게 한 심훈의 소설

'상록수' 속의 음식도 그러했다. 소설 속에 등장한 음식들을 살펴보니 생뚱맞게도 '오믈렛' 같은 서양 음식도 등장하지만 일제 강점기, 농촌에서 즐겨 먹던 전통음식들이 그것이다. 소설의 배경이 되는 일제 치하의 식생활은 민족의 수난만큼 가난한 밥상이다. 그러나 자연친화적이면서도 건강한 음식들이다. 돌나물김치와 짠지가 그러했다. 화려한 식재료로 만든 음식은 아니지만 생태적 재료의 토속적 맛의 깊이는 우리 몸을 건강하게 할 음식이 분명하다.

건강한 내 몸을 위한 결기 하나, 상록수 속 농촌 밥상도 좋고 호기 있는 서양식 오믈렛도 좋다. 세상의 모든 음식을 사랑한다면 파스칼 키냐르의 말처럼 세상의 모든 아침은 되돌아오지 않으니까, 아침밥은 챙겨 드시라.

- 글로벌경제신문. 2021. 11. 03

슬기로운 의사 생활

평소 분주한 일상은 드라마를 시청할 여유를 허락하지 않았다. 저녁이 있는 삶을 늘 꿈꾸었지만 드라마는 내게 접근 불가의 영역이었다. 그런 내게도 드라마를 영접할 호기가 부지불식간에 찾아 들었다. 모처럼 한가로운 어느 주말, 거실의 텔레비전에서 드라마 '슬기로운 의사생활'이 재방송 중이었다. 관심 없다는 듯 시큰둥한 관성으로 스포츠를 찾아 채널을 돌렸을 법한데 드라마 제목은 직업에서 오는 동질감으로 이내 시선을 잡아끌었다. 드라마 전개 과정에 점차 녹아들었고 이제는 여유가 있는 주말에는 몰아보기를 실천할 정도로 '슬기로운 의사생활'의 열혈 시청자가 됐다.

'슬기로운 의사생활'은 각각의 분야에서 최선을 다하는 의사들의 모습과 삶과 죽음을 대하는 태도를 물비늘처럼 잔잔하게 그려낸다. 의사가 환자를, 환자가 의사를 감동시키는 저마다의 장면들을 보며 자연스레 동화된 마음은 이내 가슴을 먹먹하게 하고 눈시울을 붉게 만든다. 의사와 환자의 이야기만이 아니다. 의사로서의 존귀한 사명감은 물론이려니와 사랑과 우정의 내면까지 고즈넉하게 보여준다. 어쩌면 아픈 이들이 머무는 병원은 슬픔과 기쁨, 두려움과 희망 그리고 애절한 눈물이 혼재하는 공간이다. 인간의 모든 감정이 때로는 슬픔으로 때로는 기쁨으로 치환되는 곳이다. 그리고 그곳에서 두려움과 희망의 간절함을 온몸으로 받고있는 의사의 내면은 연신 부초처럼 흔들린다. 그래서인지 메디컬 드라마는 대개 시청자의 이목을 끌며 흥행한다. 질병에 대한 인간의 근원적 감정선을 온전하게 그려내기 때문이다. 드라마 속 다섯 의사의 애환은 실증적이기에 자연스레 현실 속 의사들에게 오마주 된다.

열혈 시청자로서 '슬기로운 의사생활' 관전 포인트를 조언해 드리자면 '메디컬'의 관점보다 '원더풀 라이프'의 시선으로 봐야 좋을 법하다. 일상에서 마주치는 우리네 평범한 삶의 이야기이기에 그렇다. 갖가지 절절한 사연을 가진 사람들의 바람과 눈물은 우리의 사연이고 누구나 겪었을 인생의 부침이다. 때로는 병원에서 같은 병을 가진 환자의 존재만으로도 위로가 되며 잔혹하지만, 때론 누군가의 불행을 통해 자신의 병은 별것이 아니라는 건조한 안위를 애써 얻기도 한다. 거칠고 무디어져 가지만 애써 희망을 부여잡는 사람 사는 인생과 너무나도 닮았다. 그래서인지 병원의 풍경은 우리네 삶의 자화상이다. 그 속에 사람의 체온이 절절하게 스며있다. 드라마는 때론 현실과 다른 유토피아적인 결론을 봄꽃처럼 흩날리지만, 환자에겐 치유될 수 있다는 생명에 대한 희망은 삶을 지탱해주는 주춧돌이니 어찌 이상적이라고 탓할 수 있으랴.

드라마에서처럼 현실 속 의사들도 자신들의 삶을 온전하게 차지하고 있는 환자의 존재를 체내화한다. 환자가 아프면 의사도 아프다. 환자가 슬프면 의사도 애절하다. 환자에게 진심 어린 치료를 받고 있다는 굳건한 신뢰를 줄 수 있는 의사, 세속적 욕망과 안위보다는 통증으로부터 아픈 이들을 치료하고 위로할 수 있는 '진짜 의사'의 참가치를 구현하고 싶은 것은 비단 나뿐 아닌 세상 모든 의사의 소망일 것이다. 드라마 '슬기로운 의사생활' 속 다섯 의사는 그래서 의사들의 페르소나이다.

불혹의 나이, 40살에 접어든 드라마 속 의사들은 각기 다른 인생의 다님 길에서 다시 해후한다. 고단했던 청춘을 함께한 친구, 존재가 위로였던 그들은 전문의 10년 차에도 여전히 수술실 앞에선 긴장을 감추지 못한다. 여전히 의사로서의 부침을 겪는 그들은 병원 안에서 치열하게 성장한다. 그 지난한 의사의 풍경은 아스라한 젊은 날의 나의 초상이었다. 내게도 예외 없었던 또바기 같은 과정이었기 때문이다.

사람의 체온이 그리운 사회적 거리두기의 건조한 시대를 속절없이 살고 있다. 드라마 '슬기로운 의사생활'은 그 고단한 우리네 삶에 따스한 손길을 건넨다. 시나브로 정겹고, 밤하늘 미리내처럼 푸르디푸른 공감의 이야기를 전한다. 그들의 사람 사는 이야기는 여름 치자나무 꽃처럼 향기롭다. 아픈 이가 존재하는 병원에서의 풍경이기에 더더욱 그렇다.

동료 의사들이시여, 혹여 지쳐있다면, 지쳐간다면 '슬기로운 의사생활'로 부디 위로 받으시라.

- 이뉴스투데이. 2020. 05. 25

이별 후에 이터널 선샤인

영화 덕후까지는 아니더라도 나름 시네필(Cinephile) 축에는 낀다. 무미건조한 삶에 있어 영화가 주는 'FEEL AS IF'의 만족감은 이름난 맛집에서의 식감이다. 동사의 과거형인 'AS IF'에는 세상의 모든 직업을 대입할 수 있으며 아바타화 된다. 움직일 시공간이 적어지는 나이가 들어갈수록 세상의 모든 상상과 이야기들을 담아낸 영화의 매력은 더할 나위 없이 오묘하고 신비롭다.

누구나 보았을 아니면 들어보았을 영화 '이터널 선샤인'은 주인공 조엘과 클레멘타인의 절절한 사랑 이야기이다. 헤어진 연인 클레멘타인에 대한 아픈 기억만을 골라서 지워준다는 회사 '라쿠나(Lacuna)'를 찾아간 조엘. 그러나 기억이 사라져 갈수록 조엘은 사랑이 시작되던 순간부터 함께 한 행복한 기억들을 지우기가 더더욱 힘겨워진다. 애당초 사랑의 기억을 지운다는 자체가 과한 설정이었는지도 모른다. 어찌 가슴 설렘의 기억을 소멸시킬 수 있단 말인가. 결국, 조엘의 사랑은 다시 기억된다.

영화는 도입부터가 기묘하다. 제목은 영화 시작 18분 후에 가서야 비로소 등장한다. 미국 북동부 뉴욕과 보스턴 지역을 배경으로 하고 있어 기찻길 옆과 시내 구석구석의 풍경들을 볼 수 있다. 그리고 보니 나와 같은 '라떼'들에게 뉴욕의 겨울은 한때 영화 '러브스토리'로 상징되었었다. 그 자리에 '이터널 선샤인'이 대체된 것이다. 그렇게 시대는 로맨틱 영화마저 변덕스럽다.

영국 BBC가 선정했다는 '최고의 멜로 영화'에는 그다지 동의할 수 없지만, 기존의 로맨틱 영화와는 결이 다른 영화인 점은 분명하다. 사랑의 기억이 영화의 주된 주제이지만 의학적으로 접근하여 직업적 소견을 피력하자면 인간의 뇌는 아직 미지의 영역이다. 뇌에 대한 연구가 근간에 매우 활발해지고는 있지만, 기억에 대한 의학적 성과는 아직 미완이다. 역설적이지만 힘들고 아픈 기억을 지운다는 것은 가능하지도 않겠지만 인간 본성에 대한 부정이다. 모두가 힘든 기억을 없애려 하지만 트라우마는 극복의 대상이 아닌 관리의 범주에 가깝지 않을까 싶다.

영화 속 기억 제거 회사 '라쿠나'의 주소는 영화 '존 말코비치 되기'에 나오는 사무실 주소와 똑같다. 두 영화 다, 찰리 카우프만의 각본이라서 그렇다. 영화 속 기억을 선별해서 지워 주는 회사인 '라쿠나'는 라틴어로 '잃어버린 조각'이란 의미이다. 영화의 결말도 끝내 조엘은 사랑의 기억을 지우지 못했다. 소실된 것이 아닌 잃어버린 조각으로 유실된 기억이기 때문이다. '라쿠나'라는 작명, 영화의 메시지를 다시 음미하게 한다. 세상을 살다 보면 유실된 기억은 언젠가 다시 재생된다. 그건 틀림없다.

눈물겹고 힘겨운 기억이 주는 상처는 간단치 않다. 우리가 기억하고 싶다고 기억하거나 기억하고 싶지 않다고 기억하지 않는 게 아닌, 어쩌면 정해진 것일지도 모른다. 순리대로 흘러가는 것도 이별을 대하는 제법 괜찮은 처세이다.

모든 인간은 행복하고자 존재한다. 사랑도 행복의 한 가지

방법이다. 이별 후에 가슴 절절한 존재가 있다면 영화 '이터널 선샤인' 보기를 권유한다. 구석진 방에 웅크리고 앉아 청승 떨며 보는 것도 좋다. 모든 이별은 갇힌 기억의 시간을 강제한다. 그러나 분주한 일상 속에 망각의 위로는 반드시 온다. 폭풍 같았던 거친 사랑이라면 상대를 위해 오랜 시간 희생하고 인내했던 시간을 이제 자신을 위해 온전하게 할애하는 것도 괜찮다. 연애를 통해 잃어버린 존재를 자각할 필요가 있다. 한걸음 떨어져서 자신의 모습을 관조하면 조금은 더 성숙해진 자아를 구축할 수 있다.

영화처럼 누구나가 나쁜 기억 속에서 도망치려 한다. 그러나 기억은 선별되지 않는다. 기억을 지울 수도 없지만, 송두리째 소각된 기억은 살아 낸 인생의 부정이다. 가슴 아프지 않았던 청춘이 어디 있으랴. 기억은 기억대로, 슬픔은 슬픔대로.

- 글로벌경제신문. 2021. 03. 04.

웜홀 너머 옥경이

30여 년 전, 혈기왕성한 의대 신입생이 되었을 때, 모르는 것투성이였다. 열정은 샘물 같았고 현실은 단단한 호두 표피 같았다. 생물, 화학, 물리 그리고 뜬금없는 한문까지 해야 할 공부는 도무지 끝이 없었다. 때론 난해했고 간혹 무기력했다. 숫자와의 싸움은 고교를 마치면 끝날 줄 알았다. 그러나 오판이었다. 모진 숫자와 수식 그리고 원소와 기호들은 아직 가야 할 공부가 산적했음을 일깨워 주었다.

고향을 떠나 서울로 가는 청춘의 푸른 꿈은 온통 아들 걱정뿐인 어머니의 채근으로 채색되었다. 어느 날, 어머니의 손에 이끌려 간 보세 옷집, 쉽사리 용기 내기 수월찮은 베이지색 양복은 일취월장 아들의 건투를 빌어 주시는 어머니의 서낭당이었고 흰색 운동화는 시골 청년의 멋 내기 끝판왕이었다. 서울살이 내 첫 의상은 그랬다. 나고 자란 고향을 떠나 서울로 가기 전 가장 먼저 한 일이었다.

입학 후, 생경한 의대에 대해 '상투'에 가까운 관점으로 마냥 공부만 했다. 선배들이 풀이해 주고 가르쳐줘도 스스로 의사의 학습법을 익히는 데는 시간이 꽤 오래 걸렸다. 하긴 누군들 처음이 창대하겠는가. 나는 그렇게 의사의 길로 끈덕지게 걸어 들어가고 있었다. 흐릿한 기억이지만 의대 동기들의 모임 첫날이었다. 강의실에서 자기소개하며 불렀던 성스러운 입교가는 '옥경이'였다. 그 후 나는 교내에서 자연스레 '태진아'로 불리었다. 유난히 흰색 양복을 선호하는 가수 '태진아'를 닮았었나 보다. 그렇게 트로트는 내 지난한 의대 생활에서 청춘의 인문학이었고 삶의 흔적이 되었다.

4분의 4박자를 기본으로 하는 트로트는 영어로 '빠르게 걷다', '바쁜 걸음으로 뛰다' 등을 뜻한다. 그러고 보니 나의 열혈 청춘의 자화상을 쏙 빼닮았다. 일각에는 트로트가 일본의 엔카에 뿌리를 둔 왜색 음악이라 비판하기도 한다. 또 일각에서는 재즈 템포의 4분의 4박자 곡으로 추는 사교댄스 연주 리듬을 일컫는 폭스트로트(fox-trot)의 영향을 받아 한국인의 정서가 녹아든 독자적 음악이라 평가한다. 허나 그 근원이 무슨 상관이랴. 트로트가 일본식 노래이기에 버려야 한다면, 미국식의 팝송과 힙합은 왜 버리지 않는가? 글로벌 시대에 감 떨어지는 꼰대 식 발상이라며 청년들에게 몰매 맞을 일이다. 음악이 외래적이라 배격한다면 한류도 외국인들에겐 외래적이라 배척당할 것이다.

그야말로 트로트 전성시대이다. TV를 켜면 방송국마다 어김없이 트로트를 방영한다. 방송국에서는 다양한 오디션 프로그램을 만들어 시청자들의 이목을 끈다. 다양한 출연자들이 벌이는 경쟁 방식은 쫄깃하기도 하고 그들이 부르는 노래 가사에 잊었던 추억을 소환하기도 한다. 시청률도 가히 넘사벽이다. 남녀노소 할 것 없이 온 국민이 트로트에 열광한다고 해도 과언이 아닌 시대는 팬데믹이 가져온 문화 현상이다. 타인과의 거리두기로 오랫동안 코로나19로 지친 사람들 마음에 트로트가 위안을 주고 있는 것이다. 어쩌면 트로트는 상실의 시대를 기록한 문장일지도 모른다.

호사가들은 트로트가 관광버스용 '위락 음악'이라는 거친 조롱을 일삼기도 한다. 그러나 부인할 수 없는 사실은 트로트가 우리네 삶 속에서 지난 시간들을 아로새겼다는 것이다. 거대담론인 불의에 저항하거나 정의를 부르짖지 않아도 소소하지만 스며드는 개인의 언어로 민초들의 땀과 눈물을 위로했다. 나도 그렇게 위로받고 힘을 내었다. 새내기 의대생일 때 동기들 앞에서 낭랑하게 불렀던 노래를 너무 오래 잊고 있었다. 웜홀을 넘나들어 30년의 시공을 초월해서, 막스 베버의 말대로 "분노도 편견도 없이" 나지막이 불러보는 옥경이, "너도 나도 모르게 흘러간 세월아".

- 안태환의 의창(醫窓)

나를 지탱해준 분

이른 은퇴를 선언한 다니엘 데이 루이스는 존재감에서 대체 불가한 배우다. 아카데미 남우주연상을 세 번이나 받았다. 연기 경력에 비해 출연작은 단출하기 그지없다. 그의 출연작을 한 편이라도 보았더라면 메소드 연기의 달인이라는 평가에 딱히 이견은 없을 듯싶다. '아버지의 이름으로'에서 열연한 아들 배역은 세상 모든 아버지에 대한 오마주였으며 가슴 절절한 아들의 참회를 대신한다. 명작의 여운은 열혈 청춘의 시절을 시나브로 소환하며 현실 속 부자 관계와 오버랩된다.

'아버지의 이름으로'의 시대적 배경은 영국령 북아일랜드와 아일랜드공화국의 통일을 요구하는 IRA에 의한 런던 폭탄 테러 사건이다. 주범의 누명을 뒤집어쓰고 옥살이를 시작한 스무 살 청년 제리 콘론의 비장한 실화이기도 하다. 유달리 부모 속을 썩이며 크고 작은 사고를 치고 다니는 아들의 미래를 위해 런던으로 떠나보내는 부자간의 이별 장면은 묵직한 부정으로 다가선다. "정직한 돈으로 더 멀리 갈 수 있다.", "손안의 새 한 마리가 숲속의 두 마리보다 더 가치 있다."라던 아버지의 당부는 꼰대의 잔소리로 치부되고 아들은 테러 사건에 휘말리게 된다.

혈기는 왕성했으나 진중하지 못한 아들 탓에 모진 옥살이를 함께한 아버지 조세프의 절절한 심정은 한지에 번진 수묵화의 여운으로 스크린에 그려진다. 험난한 과정을 겪으며 무죄를 입증한 제리는 마침내 풀려나지만, 아버지는 감옥에서 생을 마감한다. 제리의 모습은 어쩌면 이 시대를 살아가는 모든 아들의 자화상이기도 하다. 영화는 뒤늦게 아버지의 가르침을 깨닫고 정의와 진실을 위해 투쟁하며 의미 있는 삶을 향해 나아가는 모습으로 막을 내리지만, 현실 속 제리는 출소 후 내내 트라우마에 시달리다 환갑의 이른 나이에 아버지 곁으로 떠난 비극적 인물이다.

기성세대에게 아버지는 근엄과 권위의 상징이었다. 가부장적 한국 사회에서 아버지의 존재는 더욱 그랬다. 자식에 대한 애정은 깊었으나 표현은 서툴렀다. 그러나 권위만큼 아버지의 삶은 녹록하지 않았다. 격변과 혼란이 잦았던 한국 사회에서 더더욱 그랬다. 가족의 생계를 위해 헌신한 아버지의 이름은 형언하기 힘든 삶의 무게라는 표현이다. 보릿고개를 넘어 어느덧 살만한 나라가 되었지만, 아버지의 고단한 삶은 여전히 인색한 평가에 무디어져 간다.

아버지의 이름은 세상에 태어나 두 번째로 배운 단어이자 많이 부른 이름이다. 그래서인지 익숙한 존재에 대한 소중함은 쉬이 자각되지 않는다. 부모의 나이를 먹고 자란 아들은 인생의 위기에서 비로소 아버지의 존재를 깨닫는다. 렘브란트 반 레인의 '탕자의 귀환' 속 아들은 아버지에게 받을 유산을 모두 탕진한 초라한 자로 그려진다. 집에 돌아온 아들을 안아주는 아버지의 눈은 그리움이 켜켜이 쌓인 자의 눈이다. 아버지에게 몸을 맡긴 채 평온을 찾은 듯 무릎을 꿇고 앉은 아들의 모습을 보면 눈물이 왈칵 쏟아진다. 아버지라는 이름이 목이 메는 이유이다.

영화 속, 아버지는 고지식하며 가난한 처지였지만 흔들리지 않는 신념과 성실성으로 아들의 삶을 오롯하게 지켜낸다. 세상 모든 아버지도 그러할 것이다. 그러나 서산에 지는 해처럼 뉘엿뉘엿 경제력과 체력이 빈약한 나이가 되면 자신의 건강에 대한 결정권조차 제대로 행사하지 못하는 아버지들을 자주 보게 된다. 자녀들은 치료에 대한 결정권이 마치 권리인 양, 환자의 판단은 도외시한 채, 주도권을 행사하려 한다. 고령의 아버지는 자신의 질환에 대한 수술 여부조차도 결정하지 못한 채 마치 어린아이 취급을 받게 된다. 그래선 안 된다.

돌아보면 의사로서의 삶을 지탱하는 지혜는 아버지의 삶에서 기인했다. 거칠고 모진 삶의 방향 고비마다 줏대잡이 역할로 일상을 지탱해 주었던 아버지는 존재만으로도 위로였다. 누구나가 아버지에 대한 마음의 빚이 있다. 모래시계의 눈금처럼 하염없이 건강이 떨어질수록 이별은 가까워지며 그 채무는 상환이 난망해진다.

가족에 대한 반듯함을 유지하는 삶의 태도는 지난하다. 그러나 마냥 기다려주지 않는 아버지 삶 속에서 함께한 기억의 용량은 언제 임계점을 맞닥뜨리게 될지 모른다. 쇠잔해져 가는 아버지의 모습이 곧 들이닥칠 아들의 모습이라고 인정하는 응시와 직시가 필요하다. 세상에서 가장 아픈 참회는 잘한 일보다 못한 일만 기억하는 아들의 눈물이다. "아버지의 이름으로! 진실의 이름으로!"를 외치던 제리 콘론도 그랬다.

- 중앙일보. 2022. 01. 17

존재의 상실

6년의 시간 동안 모친의 치매 병수발로 고된 삶을 살고 있는 지인이 있다. 짧지 않은 시간이 흘렀으나 병환이 깊어지지 않은 건 온전히 가족의 힘일 것이다. 그래도 여전히 모친의 병환은 일순간도 긴장감을 놓을 수 없다 한다.

집 안의 눈에 띄는 약은 거리낌 없이 다 드시려고 하고 새벽 내내 이방 저 방을 혼미한 정신으로 배회하셔서 가족들은 새벽 내내 잠을 설치기 일쑤란다. 잠깐 한눈을 팔면 여기저기 부딪치고 넘어지는 일은 다반사여서 늦은 밤 응급실로 달려가는 전쟁 같은 일상은 지인의 건강하던 얼굴마저 반쪽을 만들었다. 그럼에도 '부모의 오랜 지병에 효자 없다'는 선인들 말씀에 예외가 있음을 확인시켜준 지인의 효심 앞에 절로 고개가 숙여진다.

옛날에는 치매를 노망이라고 하여 나이가 많으면 절로 생기는 노화 현상이라고 치부했다. 의학이 발달한 근간에는 국민의 의식도 많이 변화되어 치매는 뇌 질환의 하나로 인식되고 있다. 치매는 병 이전에는 정상적이던 지능이 대뇌의 질환 때문에 저하된 것을 말한다. 치매의 전형적인 것은 대뇌 신경세포의 광범위한 손상이며 노인성 치매는 65세 이상 성인에게 나타나는 질환으로서 노화에 따른 뇌의 변화로 단기기억, 추상적 사고, 판단에 장애가 있으며 일상생활의 활동에 어려움 등을 보이는 증상이다. 이러한 치매에는 알츠하이머(Alzheimer) 치매와 혈관성치매 그리고 파킨스(Parkinson) 치매가 있다. 그중 가장 많은 질환은 우리나라 치매 환자의 71% 이상을 차지하는 알츠하이머 치매이다. 지인의 모친도 이 질환을 앓고 계신다. 주변을 돌아보면 흔히 볼 수 있는 노인성 질환이며 이로 인해 부양하는 가족들은 하루하루를 긴장 속에 살아간다.

영화 '더 파더'는 이 같은 알츠하이머를 앓고 있는 노인의 존재에 대한 상실을 다뤘다. 글을 쓰고 있는 시점인 오늘, 93회 아카데미 시상식에서 주인공 앤서니 역을 소화한 앤서니 홉킨스에게 남우주연상을 안긴 수작이다.

영화는 영국 런던을 배경으로 한다. 영국 왕실로부터 작위까지 받은 배우 앤서니 홉킨스는 동명 이름인 극중 앤서니의 치매질환을 연기한다. 누구에게나 공평하게 적용되는 노년의 무게를 통해 누구도 예외 없이 유한한 삶을 살 수밖에 없다는 지극히 평범한 진실을 낮은 목소리로 이야기한다. 수십 년에 걸쳐 살아온 존재를 유실해가는 앤서니의 비루하고 애절한 모습은 삶과 죽음의 경계에서 오늘의 우리를 돌아보게 한다.

군이 영화 속 이야기를 대입하지 않더라도 타인의 삶을 온전하게 이해하는 것은 쉽지 않은 일이다. 나 자신이 아닌 타인을 이해한다는 것은 어쩌면 불가능에 가까운 일인지도 모른다. 영화 '더 파더'를 보는 내내 모친의 간병으로 지쳐가는 지인이 떠올랐다. 앤서니의 삶을 들여다보며 영화 속 이야기를 접하는 내내 지인이 감당했을 모진 고통과 자식으로서의 지고지순한 효도의 길이 그 얼마나 위대하고 사람다운 것인지를 깨달았다.

영화 속 앤서니의 경우처럼 우리 모두는 노년의 시기에 예상하지 못했던 삶의 장애물에 봉착한다. 그것은 치매일 수도, 가족과의 이별일 수도 있다. 경제적 문제와 신체의 모든 것들은 온통 결핍일 것이다. 어쩔 수 없는 고령화 사회라고 치부하기엔 너무 가혹한 인생의 뒤안길이다. 노인이 된 이후의 일상이 영화 속 앤서니의 특별한 이야기가 아닌 우리 모두의 이야기가 될 수 있다.

'치매'는 노령화 사회의 필연적 부담이다. 기억을 잃어가는 걸 떠나서, 지인의 경우처럼 많은 후유증이 노인 본인은 물론 가족들의 삶을 피폐하게 만들기 때문이다. 지인의 어머니는 매번 당신의 나이를 예순일곱이라 말씀하신다.

그 시절에 태산 같던 남편을 사고로 먼저 떠나보냈고 그보다 오래 사는 자신이 면구스러워 매번 여든한 살의 나이를 착각하시며 그 시절에 머물러 계신다. 모친의 이런 기억 속에는 장구한 한 여인의 숭고한 역사가 내재되어 있다. 노년의 유실된 기억, 그 누구도 비껴가기 힘든 일이다. 인생에 있어 존재를 상실하는 일만큼 슬픈 병이 어디 있으랴.

- 글로벌경제신문. 2021. 04. 27

봄날의 미술관

가뜩이나 마실도 부담스러운 근간에 미술관 관람이라니, 뜬금없다고 여길지 모르겠다. 혹하니 봄은 왔는데 겨우내 살아있음을 드러내는 꼼지락거림이 생태적이라는 생각에 결행한 나들이였다. 마음 같아서는 흐드러지게 피어난 여의도 윤중로 벚꽃 구경을 가고 싶은데 그마저도 운에 의탁할 추첨제라는 소식에 포기했다. 그나마 사전예약이라는 차선책으로 우회한 덕수궁 미술관으로의 봄나들이였다. '미술이 문학을 만났을 때'란 전시 제목도 취향을 자극했다.

'날개'의 작가 이상은 경이로운 유작 '실화'에서 "사람이 비밀이 없다는 것은 재산이 없는 것처럼 가난하고 허전한 일."이라 했다. 어쩌면 온종일 환자와 마주하는 직업 특성상 미술의 곡선과 채색이 주는 정신적 편안함은 비밀스러운 나만의 위로였다. 딱히 그림에 소질이 없는 나로서는 심오한 미술 작품에 심취하는 것만으로도 화가가 된 듯, 일종의 대리만족이었다. 문학이나 미술이나 저마다의 예술 영역은 표현 양식만 다를 뿐, 인간의 창조적 자유를 표현한 것이다. 예술의 영역 간 융합은 결국 호모 사피엔스 소통의 극치가 아닐 수 없다. 궁색하지만 그 오묘한 관계에 끼어들 여지는 독서와 관람뿐이다. 나는 그 호사를 맘껏 누리고 있다.

국립현대미술관 덕수궁관은 젊은이들로 북적였다. 전시관의 작품들이 이른바 꼰대 미술이 아닌 것은 분명해 보였다. 1930년대를 전후로 한 한국 예술사의 빛나는 풍경들은 파노라마 필름처럼 연결돼 있었다. 문학사와 미술사는 그렇게 한 몸이 되어 2021년 봄날에 이르렀다. 문학을 보듬은 미술, 미술이 스며든 문학의 옹골진 협업은 주말 오후 시간 내내 발걸음을 머물게 했다. 덕수궁 입장료는 받았지만, 미술관 관람료는 무료였다. 낯설지 않은 경험이었다. 몇 해 전 찾았던 미국 뉴욕의 메트로폴리탄 미술관의 입장료도 도네이션(donation)이었다.

프랑스 파리의 루브르 박물관과 런던의 대영박물관과 함께 세계 3대 박물관 중 하나로 꼽히는 미술관이 무료라니 경이로

웠다. 'Donation Fee'는 해석 그대로 기부, 관람객이 원하는 만큼만 입장료를 낼 수 있다는 의미이다. 주머니 사정에 따라 스스로 기부 액수를 결정할 수 있다. 거저 들어가도 된다는 뜻이기도 하다. 미술의 대중화에 단단히 기여하는 시스템이 아닐 수 없다.

일제 치하의 경성이라는 시공간 속에 문학과 예술에 헌신했던 예술가들의 부단한 삶의 이야기들은 관람 내내 귓전을 울렸다. 억압과 절망으로 점철된 일제강점기 시대, 부조리한 현실을 거부하고 자유로운 영혼을 민족과 공유했던 작가들의 열정은 전시장 구석구석에 스며들어 있었다. 미술, 그리고 문학은 일제에서 해방이 그랬듯이 그렇게 팬데믹의 시대도 마침내 지나갈 것이라 속삭이고 있었다.

전시된 작품 중, 화가 구본웅의 '친구의 초상'은 모자를 비스듬히 쓰고 담배 파이프를 물고 있는 한 남성을 그렸다, 그림 속 주인공은 그의 가까운 친구였던 이상이었다. 그림 속 이상의 강렬한 눈빛은 사람들에게 무언가를 말하는 듯 보였다. 코로나19로 무기력하고 권태로운 일상에 대한 위로의 주문 같았다.

- 쿠키뉴스. 2021. 03. 31

소크라테스와 테스형

누구나 한번은 들어보았을 소크라테스는 그리스 철학의 토대를 이뤄낸 선지자이다. 알려진 명성만큼 생전에 아무런 저서를 남기지 않아 그의 제자인 플라톤의 글들을 통해 그를 유추할 수 있다. 영혼에 대한 사유와 가치 있는 삶을 살기 위한 실천적 철학자였음은 분명하다. 역사적 문헌에 일관되게 기록된 그의 생애가 그러했고 죽음도 그러했다. 후세에 그를 높게 평가하는 주된 이유는 말과 행동이 일치된 삶을 살다 갔기 때문이다.

자칫 추상적일 수 있는 철학이라는 학문이 인간의 일상 속에서 내재된 언어와 행동으로 구현되기란 쉽지 않다. 무릇 인간의 본능을 넘어서는 이성의 실행은 영원한 인간의 과제이자 한계이기 때문이다. 소크라테스는 참된 지식을 얻을 수 있는 방법을 귀납법에서 찾았다. 사람들 간의 대화를 통한 문답법에서 잘못된 지식을 비판하면서 일반적 진리에 도달할 수 있다고 믿었기 때문이다.

소싯적, 철학이라는 난해한 학문을 싫든 좋든 접해본 이들이라면 소크라테스의 사상이 철학사에서의 의미가 남다르다는 것을 익히 알고 있을 것이다. 장롱 속 관념철학이 세상 밖으로 나온 것이기 때문이다.

소크라테스가 제자들과 나눈 문답법이라는 독특한 교육방식과 제자 플라톤이 기술한 '소크라테스의 변명'을 통해 알려진 그의 재판 과정은 인간 소크라테스를 보다 깊게 이해하는 중요한 단서가 된다. 철학은 어렵다는 편견에서 조금이라도 벗어나 책을 접한다면 의외의 재미를 느낄 수 있고 깨달음은 덤이다.

뜬금없이 '웬 소크라테스냐'고 묻는다면 그의 문답법이 의사와 환자 간에 이뤄지는 대화를 너무도 빼닮았기 때문이다.

소크라테스는 질문을 던지는 것 자체에 큰 의미를 두었다. 의사도 그러하다. 환자의 시시콜콜한 신상에 대해 관심 어린 질문만으로도 대화의 분위기는 서로 간의 경계심이 무너지며 평온해진다.

올바른 정의, 진중함과 무모함의 차이, 인간의 사랑에 관한 질문을 던지며 그 과정을 통해 스스로 답을 찾아 나가도록 유도한 소크라테스의 문답법은 어쩌면 오늘날 환자의 구두 문진표일 수도 있다.

질환의 히스토리를 찾아가는 치료의 길일 수도 있다. 의학에 있어 매우 유효한 방법이다. 환자의 질환에 대해 평소 식습관과 수면 습관, 직업적 특성에서 오는 생활 자세 등의 질의응답을 통해 환자 스스로 자신의 질병에 대한 이해를 넓혀가는 과정은 소크라테스가 택한 변증법 방식과 매우 유사하다.

인간의 학문인 의학이 인간의 사상적 토대인 철학과 기본 토대와 다르지 않은 이유가 여기에 있다. 완벽하지 않은 인간으로서의 의사가 자신의 한계를 받아들이며 환자와의 대화를 통해 통증의 원인과 치료의 방법을 찾아가는 의술은 귀납적이기에 '너 자신을 알라'하던 소크라테스 덕이라고 하면 너무 과한 비약일까.

장안의 화제인 가왕 나훈아의 '테스형'이 소크라테스를 지칭함을 모르는 이는 없을 것이다. 아이돌 그룹의 온텍트 콘서트와 비교해도 전혀 뒤지지 않는 공연의 퍼포먼스와 독보적 가창력은 다시 나훈아 신드롬을 불러일으키고 있다. 이런 나훈아 덕에 기원전 5세기의 소크라테스도 다시 소환되었다.

'너 자신을 알라'는 그가 남긴 명언은 스스로의 무지를 자각하라는 조언으로 이해되고 있다. 애초에는 고대 아폴로 신전 입구 현판에 새겨진 경구였다. '인간아! 깨달아라, 너는 신이 아님을'이라는 뜻이다. 소크라테스를 통해 경구는 더욱 유명해졌다. 그리고 나훈아를 통해 더더욱 유명해졌다. 노래의 힘이다.

선동과 신성모독 죄로 시민법정에서 사형선고를 받은 소크라테스는 고희의 나이에 감옥에서 독약을 마시고 죽음을 맞이한다. 그는 독배를 마시기 전, 제자 플라톤에게 "사는 것이 중요한 문제가 아니라, 바로 사는 것이 중요하다."라고 마지막 유언을 남겼다.

소크라테스가 던진 오묘한 경고의 교훈, '너 자신을 알라'의 명제를 우리는 제대로 이해하고 있을까. 아니면 나훈아의 노랫말처럼 '모르겠소, 테스형'일까. '내 탓이오' 보다 '남 탓이오'가 득세하는 세상에서 코로나19로 다시금 사회적 거리두기가 강화되는 지금, 되돌아볼 일이다.

- 글로벌경제신문. 2021. 11. 19